HECTOR CHARRY RESTREPO

ATENCION PRE-HOSPITALARIA EN ACCIDENTE OFIDÍCO

- Generalidades sobre las serpientes.
- ¿Qué hacen los venenos de serpiente?
- Primeros auxilios en campo.
- Atención pre-hospitalaria y transporte asistencial básico.
- Remisión entre instituciones de salud y transporte asistencial medicalizado.
- Prevención de accidentes por animales venenosos.

2020

Título de la Obra:
Atención Pre-Hospitalaria en accidente ofídico.

Primera edición. 1000 ejemplares.
Manizales, Colombia, 2020.

Hecho el depósito legal.
ISBN: 978-958-48-9597-4

Autor:
Héctor Charry Restrepo.
Biólogo – Toxinólogo
Especialista en ofidios y ofidismo.
Centro de Investigación Ophidia.

Socorrista APH de la Cruz Roja Colombiana
Seccional Caldas.

Contacto:
asophidia@gmail.com
hectorcharry@gmail.com

Página web:
www.ophidiacolombia.blogspot.com

Portada: Ejemplar adulto de *Bothrops atrox*.
Fotografía de Héctor Charry Restrepo.

Indice

Introducción.

Vivimos en un país de extraordinaria biodiversidad y eso se debe a su privilegiada posición geográfica y a la enorme diversidad de altitudes, climas, formaciones vegetales y ecosistemas que tenemos; esta diversidad se expresa en una fantástica explosión de formas de vida que causa admiración en el mundo entero. Colombia ocupa el primer lugar en número de especies de aves a nivel mundial; el segundo lugar en número de especies de anfibios; el tercer lugar en número de especies de reptiles, el cuarto lugar en mamíferos y el quinto en especies de primates.

Y por supuesto, esa extraordinaria diversidad se expresa también en la presencia de una gran cantidad de especies animales capaces de causar daño a la salud humana e incluso la muerte, ya sea por la severidad de las heridas posibles, por la transmisión de enfermedades o de bacterias y agentes infecciosos, porque pueden desencadenar la aparición de reacciones severas de hipersensibilidad, o por la inoculación de sustancias tóxicas o venenos.

Entre todos los organismos animales capaces de dañar seriamente la salud humana o incluso ocasionar la muerte, las serpientes ocupan un lugar muy importante y en nuestro país se encuentran algunas de las especies de serpientes más venenosas del mundo.

La *"picadura de culebra"*, como se le dice popularmente en Colombia y en otros países de América a la mordedura de serpiente, técnicamente se denomina *accidente ofídico*, también recibe el nombre de *ofidismo u ofidiotoxicosis*, y puede definirse como el cuadro clínico característico producido por la acción y los efectos de las toxinas inoculadas en un organismo tras la mordedura de una serpiente venenosa.

La mordedura de una serpiente venenosa constituye un accidente *muy grave y puede poner en serio peligro la vida* de un ser humano, también puede tener serias consecuencias y secuelas incapacitantes que afecten toda su vida futura.

En Colombia existe una gran diversidad de *ofidiofauna*; hasta el momento se han identificado en el país *302 especies de serpientes*, distribuidas en 10 o 12 familias, según los diferentes autores. *53 especies* (17,6%) son consideradas de *importancia médica* por ser altamente venenosas y capaces de ocasionar daños muy serios a la salud humana e incluso la muerte.

En el mundo se reportan anualmente cerca de *125.000 muertes* por mordedura de serpientes venosas, de estas, 4.000 a 5.000 muertes ocurren en países de Latinoamérica. En Colombia el accidente ofídico representa un *problema de salud pública* con una *ocurrencia anual entre 3.000 y 5.000 accidentes*, y cada año mueren por esta causa en el país un promedio de 40 personas.

Sin embargo, se estima que aún existe un gran subregistro para este tipo de eventos, y que su incidencia podría ser hasta un 20% mayor.

Las cifras de accidente ofídico van en aumento en algunas regiones del país y esto va ligado a fenómenos de diverso tipo (naturales, sociales y económicos), como el "calentamiento global", la deforestación progresiva e invasión del hábitat natural de las serpientes, la ampliación de la llamada "frontera agrícola", las migraciones y desplazamientos de población ocasionados por complejos problemas de tipo social y de orden público, la tala indiscriminada de bosques para dar paso a cultivos ilícitos, el desafortunado auge de actividades de explotación minera, etc.

Tabla 1. Accidente ofídico en Colombia, años 2008 a 2019:

Año	Casos	Muertes
2008	3.129	24
2009	3.312	29
2010	3.840	34
2011	4.472	41
2012	4.526	37
2013	4.400	28
2014	4.303	35
2015	4.201	31
2016	4.636	34
2017	5.049	34
2018	5.286	36
2019	5.530	37

La mordedura de una serpiente venenosa es siempre una *verdadera urgencia médica* y es muy importante recalcar que el diagnóstico, evaluación, tratamiento y seguimiento deben hacerse *siempre en el medio hospitalario*. No es posible tratar adecuadamente la mordedura de una serpiente venenosa en un puesto de salud de una vereda o de un corregimiento apartado, incluso no es posible tratarlo en un hospital de primer nivel con medios técnicos y humanos muy limitados.

En nuestro país ocurre usualmente que cuando un paciente ingresa a un hospital por accidente ofídico, presenta ya una *condición de envenenamiento seria* y normalmente han transcurrido bastantes horas desde el momento de la mordedura, razón por la cual el veneno ha causado ya daños importantes y la condición del paciente puede agravarse rápidamente.

Tabla 2. Tiempo de consulta promedio. Horas después de ocurrido el accidente:

Menos de 2 horas.	3%
2 a 4 horas.	12%
4 a 6 horas.	22%
6 a 12 horas.	53%
12 a 24 horas.	7%
Más de 24 horas.	3%

Entre los factores que contribuyen a la consulta tardía están: la variada y con frecuencia difícil topografía el país, las grandes distancias a recorrer, la falta de vías de comunicación y medios de transporte, razones de orden público y factores culturales como el curanderismo; todas estas razones retardan el inicio de un manejo adecuado.

Esto significa también que los equipos de atención pre-hospitalaria, ya sea en la atención básica o en una posterior remisión, estarán usualmente *frente a un paciente grave* y pueden presentarse múltiples situaciones que amenacen su vida.

En la atención del accidente ofídico no existe ningún tipo de tratamiento *"alternativo"*, *"naturista"* ni *"holístico"*, mucho menos fórmulas mágicas ni curas milagrosas. El único tratamiento racional y científico del accidente ofídico es la aplicación *oportuna* y en *dosis adecuada* de *Suero Antiofídico*. Y esto debe hacerse siempre en el medio hospitalario y por profesionales de la salud.

Los venenos de serpientes pueden causar daños muy serios al organismo y por eso mismo el tratamiento puede llegar a ser muy complejo, pueden presentarse múltiples complicaciones y usualmente pueden requerirse medios técnicos y procedimientos de alta complejidad, por ejemplo, manejo en Unidad de Cuidados Intensivos, soporte respiratorio con ventilador mecánico, transfusiones de sangre, cirugías de diversos tipos, manejo en unidad renal y un largo etc.

Además, en nuestro medio, el tratamiento médico del accidente ofídico puede llegar a ser de alto costo y tener un tiempo impredecible de hospitalización.

Con demasiada frecuencia se cometen errores en campo y se llevan a cabo acciones equivocadas de unos supuestos *"primeros auxilios"* que en nada favorecen la situación del paciente o que incluso pueden empeorarla; con demasiada frecuencia se pierde mucho tiempo en iniciar el traslado a un centro de atención médica y no se tiene conciencia de la potencial letalidad del envenenamiento.

En nuestro medio es sensible la carencia de información seria y responsable al alcance de la comunidad en general sobre este tema, subsisten muchos mitos y falsas creencias, prácticas inadecuadas e incluso perjudiciales que, como ya lo mencionamos, se realizan en campo como unos *"primeros auxilios"*, que en no pocas ocasiones son absolutamente absurdas e irracionales.

También en la formación inicial y continuada de los integrantes de organismos de socorro y atención de emergencias hace falta una *guía práctica de actuación* acerca del accidente ofídico en el ámbito pre-hospitalario, sobre lo que se debe hacer, lo que se debe evitar, las posibles situaciones que se podrían presentar durante el transporte del paciente y cómo afrontarlas.

Todas las acciones que se realicen *antes* de que el paciente sea trasladado e ingrese a un centro de atención médica *son cruciales y pueden influir de manera decisiva*, positiva o negativamente en el curso del envenenamiento.

Y, por último, en nuestro medio es muy frecuente que un paciente de accidente ofídico que ya ha sido ingresado a una institución hospitalaria de primer nivel, deba ser remitido a otra de un nivel superior y para el personal médico y de enfermería no siempre están claros los criterios de remisión, cómo y cuándo debe hacerse, que puede esperarse y que situaciones podrían presentarse.

Como fruto de la reflexión sobre todos estos aspectos, hemos elaborado el presente texto, que no prende ser un tratado amplio sobre el tema, sino simplemente una *herramienta práctica de formación*, e incluso una *guía práctica de actuación*, que a la larga redunde en un mejor manejo y tratamiento de los pacientes.

Es importante advertir que en este texto abordamos *únicamente* los aspectos de la *atención pre-hospitalaria* del accidente ofídico, es decir, de todos los posibles escenarios *fuera del ámbito hospitalario*, ya sean los primeros auxilios en campo, la atención y transporte asistencial básico o la remisión entre instituciones. No tratamos aquí del uso o aplicación de Sueros Antiofídicos, que corresponden al tratamiento intra-hospitalario.

La evaluación, diagnóstico, tratamiento y seguimiento del accidente ofídico serán materia de un volumen que tenemos en preparación.

Este libro se divide en seis breves capítulos:

En el *primer capítulo* tratamos sobre las *serpientes en general,* sus principales características anatómicas y los diversos tipos de dentición; mencionamos las características generales que diferencian a las serpientes venenosas de las inofensivas y describimos la estructura anatómica y el funcionamiento del aparato inoculador del veneno.

En el *segundo capítulo* tratamos de forma muy breve y sencilla el tema de los *venenos de las serpientes*, qué hacen y cómo actúan, qué efectos producen y cómo se manifiestan en el paciente. El tema lo tratamos de forma general y sin entrar en detalles de la química de los venenos. El objetivo es que el lector llegue a comprender de la mejor forma posible la severidad de los daños que pueden ocasionar los venenos de serpiente y por qué un accidente ofídico puede llegar a ser tan grave y potencialmente mortal.

En el *tercer capítulo* abordamos los diversos aspectos de los *primeros auxilios en campo,* procurando dar instrucciones prácticas y concretas al alcance de cualquier persona, y a la vez tratando de aclarar las dudas y creencias equivocadas más frecuentes. En esta parte hacemos un especial énfasis en *qué se debe hacer y qué se debe evitar*, de manera que todas las acciones que se realicen sean favorables al paciente y no cause un mayor daño.

En el *cuarto capítulo* tratamos acerca de la *atención pre-hospitalaria* del accidente ofídico por parte de integrantes de los organismos de socorro y de atención de emergencias; qué hacer y qué no hacer, atención general del paciente, manejo de las lesiones, precauciones durante el transporte, posibles situaciones que se pueden presentar, recomendaciones generales, etc.

En el *quinto capítulo* tratamos acerca del transporte asistencial medicalizado entre instituciones hospitalarias *(remisión)* del paciente de accidente ofídico, exponiendo de manera clara los criterios de decisión y las condiciones que justifican la remisión; la preparación de la misma, las posibles situaciones que se podrían presentar durante el transporte y cómo estar preparados para enfrentarlas.

En la *sexta parte* tratamos los aspectos de la *prevención de accidentes* causados por animales venenosos, información que puede resultar útil no solo para las comunidades de las zonas rurales, sino también para todos los que trabajamos o visitamos con frecuencia zonas rurales y silvestres, trabajadores y profesionales del campo de todas las áreas, investigadores, montañistas, excursionistas, fotógrafos, cuadrillas de trabajadores, etc.

En la parte final se relacionan los *créditos* de las tablas e imágenes que acompañan el texto.

Esperamos que este libro y los conocimientos y recomendaciones que aquí exponemos, contribuyan a reducir la morbi-mortalidad por accidente ofídico en nuestro país, sirviendo de herramienta práctica en la capacitación a las comunidades rurales y como aporte a la formación de los integrantes de los organismos de socorro; también esperamos que sea de utilidad para el personal médico y de enfermería que debe afrontar el reto, muchas veces intimidante, de las remisiones y el transporte de pacientes entre instituciones de salud, a veces a muchas horas de camino...

Este libro es una herramienta de trabajo que puede ser útil en múltiples ámbitos y contribuir a salvar vidas. Queda en sus manos sacarle fruto y hacer buen uso de él.

Héctor Charry Restrepo.

Capítulo 1

Las serpientes.

1.1 Introducción.

Desde el punto de vista zoológico y taxonómico, en el inmenso mapa del reino animal, las serpientes se ubican así:

Tipo: Cordados *(Phylum chordata)*,
Subtipo: Vertebrados *(Subphylum vertebrata)*,
Clase: Reptiles *(Clase reptilia)*,
Orden: Escamosos *(Orden squamata)*,
Suborden: Ofidios o Serpientes *(Suborden ophidia o serpentes)*.

Hasta el presente se han clasificado en el mundo poco más de 3.800 especies de serpientes; en Colombia se han identificado 302 especies, de las cuales 53 especies son venenosas, es decir, que poseen un aparato inoculador de veneno.

1.2 Características generales de las serpientes.

Las serpientes tienen el cuerpo de forma más o menos cilíndrica y alargado, cubierto totalmente de escamas; no poseen patas ni pies, y carecen también de aberturas auditivas, de esternón y de vejiga de la orina.

Sus mandíbulas están articuladas interiormente por un ligamento, lo que les permite una gran abertura y poder tragar presas mayores a su propio diámetro. Todas las serpientes son carnívoras y cazadoras. Algunas cazan al acecho y otras buscan activamente su alimento. Muchas especies matan sus presas por constricción y las que poseen aparato inoculador de veneno lo hacen por la acción del mismo, inoculado tras la mordedura.

El esqueleto de las serpientes está conformado únicamente por el cráneo, la columna vertebral y las costillas. Algunas especies poseen hasta 300 costillas (Fig.1). Sus ojos tienen muy poca capacidad de movimiento y están cubiertos por una escama transparente cada uno llamada *speculum*, no tienen párpados.

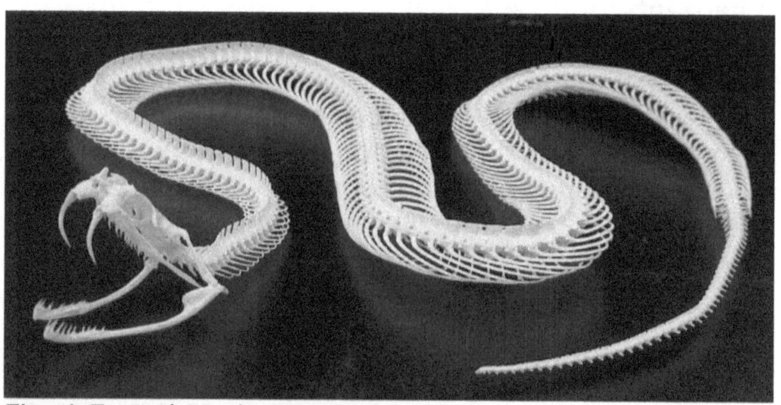

Fig. 1 Esqueleto de serpiente.

La lengua es alargada, bífida y protráctil, y desempeña un papel fundamental en el sentido del olfato.

El pulmón izquierdo normalmente está muy reducido o ausente. Todas poseen respiración aérea, incluso las formas marinas. Todos sus órganos internos tienen una forma alargada y delgada que se adapta a la forma del cuerpo (Fig.2).

Poseen sexos separados y reproducción sexual con fecundación interna; hay formas ovíparas, ovovivíparas o vivíparas según las diversas especies.

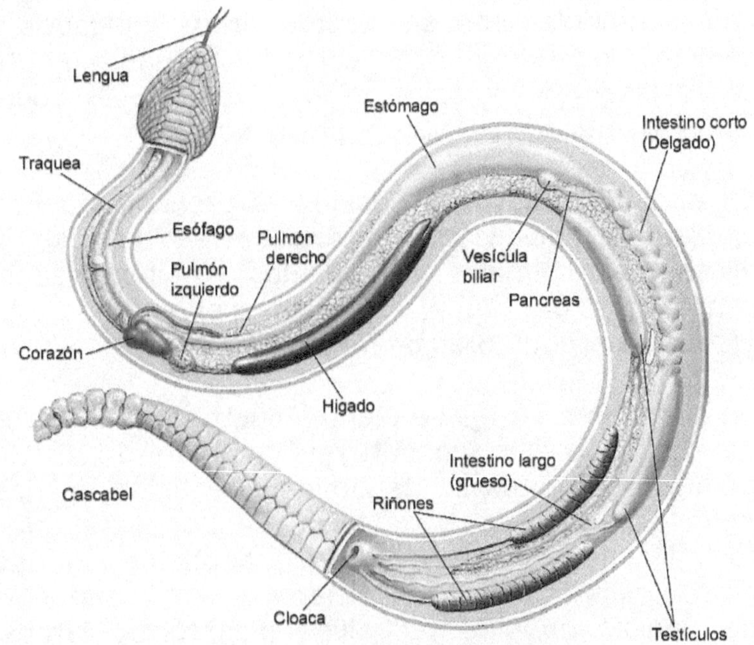

Fig. 2 Anatomía interna de una serpiente.

Son animales poiquilotermos (de *"sangre fría"*), es decir, que no pueden regular la temperatura de su cuerpo y dependen de la temperatura externa del ambiente. Presentan múltiples adaptaciones a los más diversos ambientes y ecosistemas, hay formas terrestres, hipogeas, arborícolas y marinas. Diurnas y nocturnas. Se encuentran en todo el mundo a excepción de las zonas polares y algunas islas, siendo mucho más abundantes en los trópicos y en los climas medios y cálidos.

1.3 Dentición.

Las mandíbulas poseen dientes largos, delgados y cónicos, puntiagudos y curvados, generalmente sobre las mandíbulas y en la bóveda de la boca, sobre los huesos palatino y pterigoideo.

En algunos grupos se observa la presencia de un aparato especializado inoculador de veneno y presentan colmillos acanalados o perforados, conectados de manera más o menos directa a glándulas productoras de veneno.

Se distinguen en las serpientes cuatro tipos básicos de dentición que constituyen también un factor taxonómico, estos se denominan dentición de tipo *Aglifo* (sin colmillos), dentición de tipo *Opistoglifo* (colmillos en posición trasera), dentición de tipo *Proteroglifo* (colmillos delanteros fijos) y dentición de tipo *Solenoglifo* (colmillos delanteros, largos, móviles y retráctiles).

a) Dentición de tipo Agliflo. (Sin colmillos).

Serpientes que no poseen ningún tipo de aparato inoculador de veneno y poseen dientes en la mandíbula, el maxilar y en el hueso palatino. Los dientes son normalmente cónicos, afilados y curvados hacia atrás; les sirven para capturar sus presas, y en el caso de las serpientes comedoras de aves, suelen ser muy largos. Este tipo de dentición lo encontramos en serpientes de las familias *Colúbridos (Fam. Colubridae)* y *Bóidos (Fam. Biodae)*. (Fig. 3)

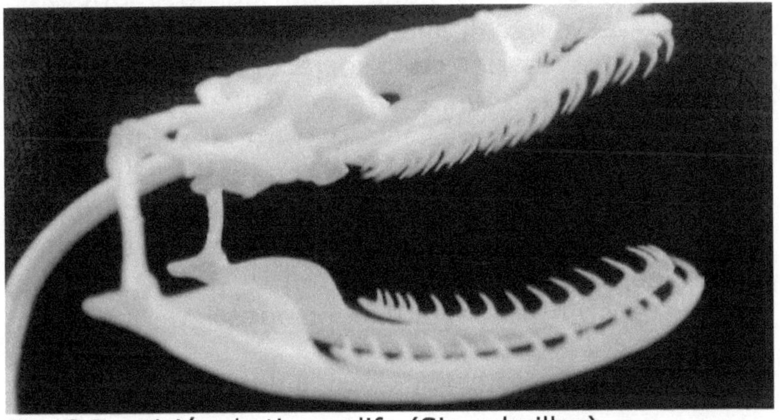

Fig. 3 Dentición de tipo aglifo (Sin colmillos).

Si bien las serpientes aglifas no inoculan ningún tipo de veneno en su mordedura, pueden causar heridas serias y desgarros, debido a la longitud y número de los dientes, especialmente en las serpientes de gran tamaño como algunos de nuestros colúbridos y especies de boas. Este tipo de heridas tienen siempre el riesgo de infectarse debido a la presencia de numerosos microorganismos que viven en la cavidad oral de las serpientes

b) Dentición de tipo Opistoglifo.
(Colmillos traseros)

Las serpientes opistoglifas o de *colmillos traseros*, (Fig. 4) representan el primer paso en el desarrollo evolutivo del aparato inoculador de veneno.

Presentan un colmillo alargado en posición posterior (Fig. 5) a cada lado de la mandíbula superior, estos colmillos tienen un canal semi cerrado a través del cual corre el veneno, que es elaborado por las *glándulas de Duvernoy*, (Fig. 6) que son glándulas salivares modificadas para elaborar y excretar veneno. Todas las serpientes opistoglifas pertenecen a la *familia Colúbridos* (*Fam. Colubridae*) y se considera, en términos generales, que sus venenos son de baja potencia, aunque existen notables excepciones.

Fig. 4 Posición de los colmillos en la dentición opistoglifa.

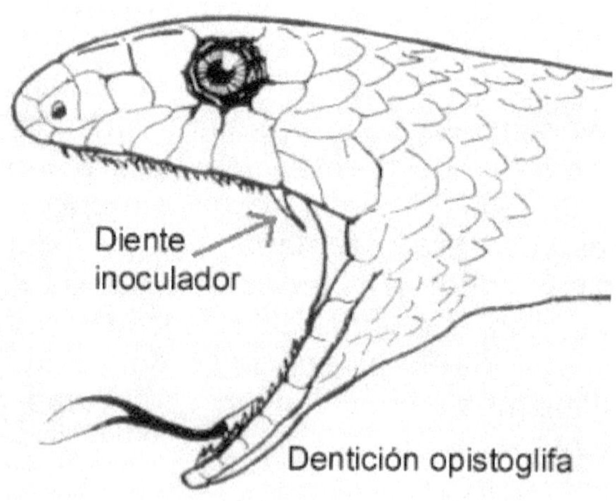

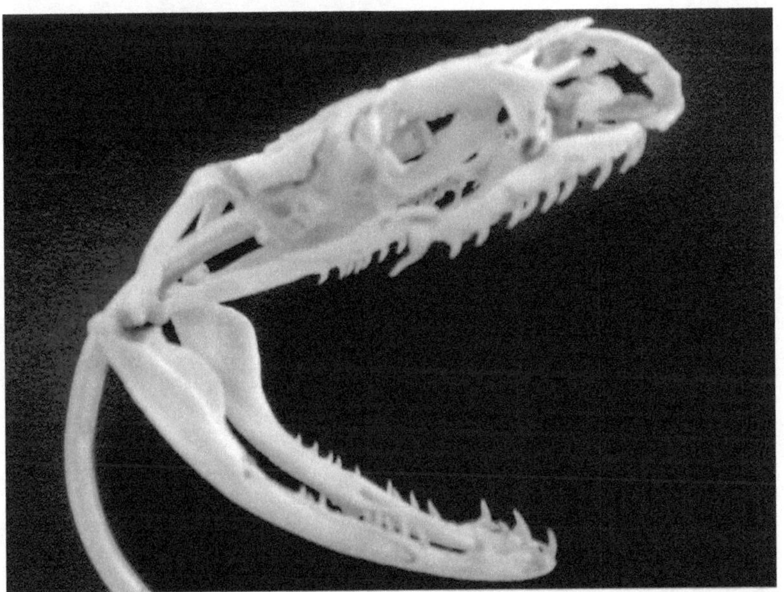

Fig. 5 Dentición de tipo opistoglifo (Colmillos traseros). Craneo de "cazadora negra" *(Clelia clelia).*

La posición particular de sus colmillos implica que para que la mordedura sea realmente efectiva la serpiente deba abrir muchísimo la boca y aferrar muy bien la presa. Muchas especies de opistoglifas al morder no sueltan inmediatamente a su presa, sino que permanecen fuertemente agarradas y realizan movimientos de tipo masticatorio para lograr que los colmillos penetren y poder inocular el veneno.

Los accidentes causados por serpientes opistoglifas son frecuentes en Colombia y deben remitirse a observación médica, si bien pocas veces llegan a ser graves.

Glándula de Duvernoy

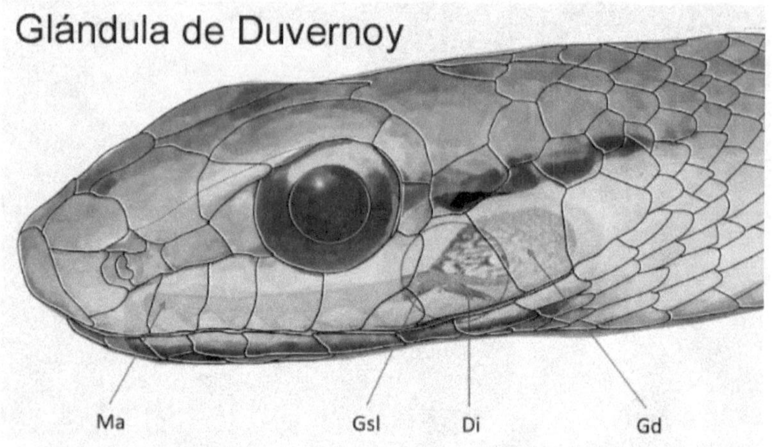

Di, dente sulcado; *Gd*, glândula de Duvernoy; *Gsl*, glândula supralabial, *Ma*, maxila.

Fig. 6. Glándulas de Duvernoy o productoras de veneno de una serpiente opistoglifa.

c) Dentición de tipo Proteroglifo.
(Colmillos cortos delanteros).

Las serpientes *proteroglifas* presentan dos colmillos o dientes inoculadores de veneno en la parte anterior del maxilar (Fig. 7). Estos dientes son relativamente cortos, en las serpientes de coral alcanzan apenas unos 3 mm. (Fig. 8), están fijos (no son móviles) y presentan un canal interior casi completamente cerrado por el que corre el veneno preveniente de unas glándulas especializadas. Este tipo de dentición es propio de las serpientes de la *familia Elápidos (Fam. Elapidae)* integrada por numerosas especies, entre las más conocidas tenemos las cobras, kraits, mambas, taipanes, serpientes de coral y serpientes de mar.

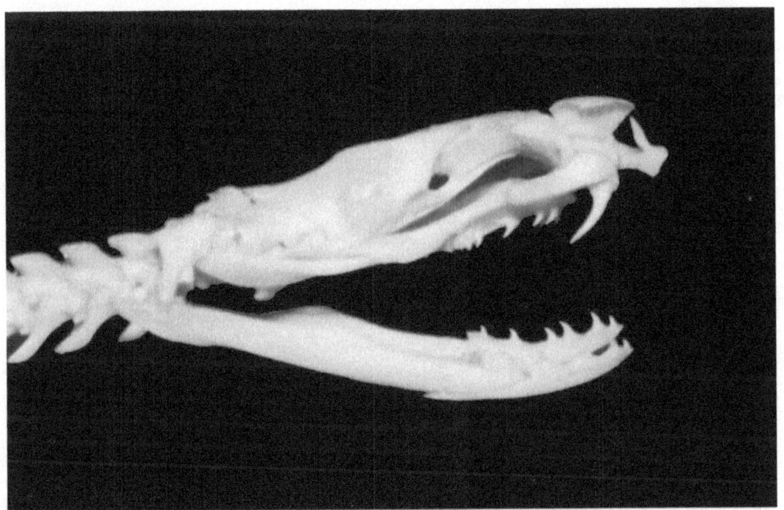

Fig. 7 Dentición de tipo proteroglifo (Colmillos cortos, fijos y delanteros). Cráneo de serpiente de coral.

Los venenos de los Elápidos (Fam. *Elapidae*) son todos de alta potencia y toxicidad, su efecto es principalmente *neurotóxico*, aunque en algunas especies tiene también efecto *cardiotóxico* y *miotóxico*. Algunas de las serpientes más venenosas del mundo pertenecen a esta familia, como las ya mencionadas taipanes australianas, las mambas africanas, las cobras de África y Asia, las serpientes marinas y las serpientes de coral de las Américas.

En Colombia la *familia Elápidos (Fam. Elapidae)* está presente con 29 especies pertenecientes a dos géneros: 28 especies de serpientes de coral verdaderas (Género *Micrurus sp.*) y la serpiente de mar del Pacífico *(Hydrophis platurus)*.

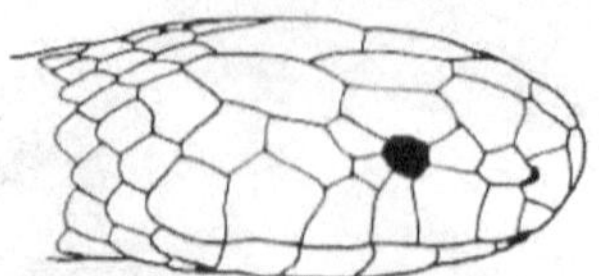

Cabeza y ojos pequeños.
Hocico romo y redondeado.
Escamas grandes, lisas y
brillantes sobre la cabeza.

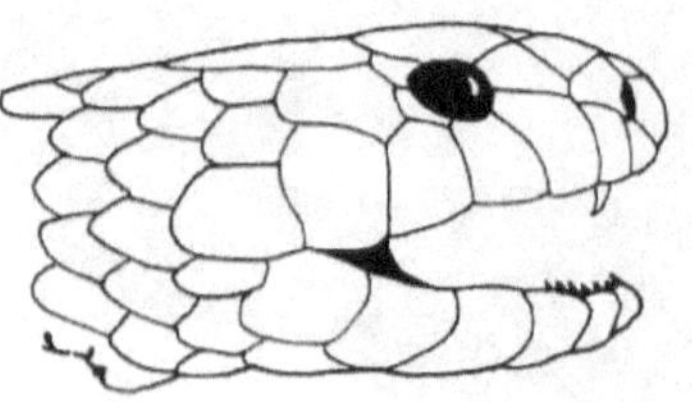

Dentición proteroglifa.
Colmillos de 1 a 3 mm
anteriores y fijos.

Fig. 8 Características de la cabeza de una serpiente de coral. Dentición de tipo proteroglifo.

d) Dentición de tipo Solenoglifo.
(Colmillos delanteros, largos, retráctiles)

La dentición de tipo *solenoglifo* (Fig. 9) representa el mecanismo más avanzado y eficiente de inoculación de veneno en los ofidios y es propio de las serpientes de la *familia Vipéridos* o víboras verdaderas (Fam. *Viperidae*). Esta familia la componen numerosas especies de serpientes venenosas del viejo y nuevo mundo.

En este tipo de dentición los colmillos inoculadores se encuentran ubicados anteriormente en la boca y son extremadamente largos, móviles y surcados interiormente como agujas hipodérmicas. Cuando la serpiente tiene la boca cerrada, los colmillos quedan plegados contra el paladar; al momento de morder, un mecanismo de palancas formado por algunos huesos y músculos craneales hace que los colmillos se levanten y queden en posición adecuada para morder e inocular veneno (Fig. 10).

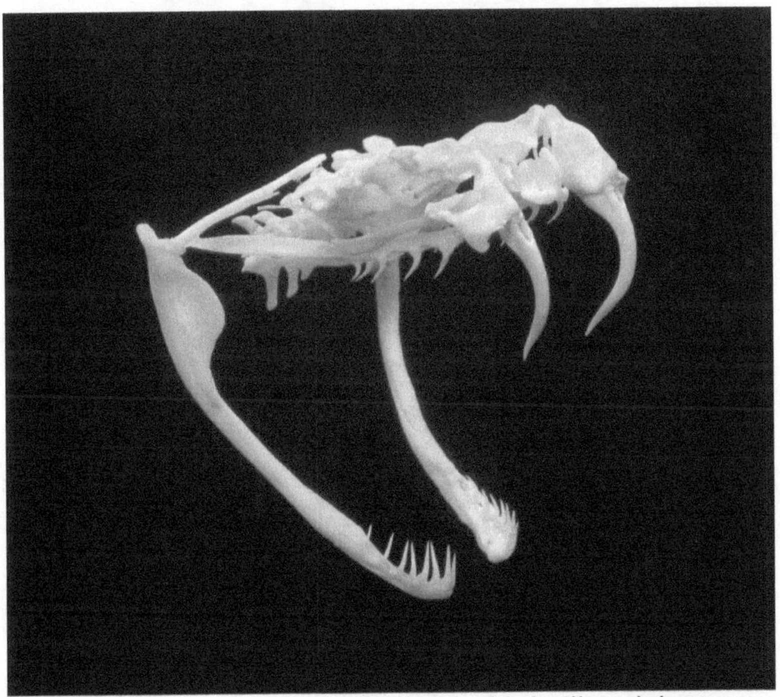

Fig. 9 Dentición de tipo solenoglifo (Colmillos delanteros, largos, móviles y retráctiles). Cráneo de un Vipérido.

Los venenos de los Vipéridos son altamente tóxicos y presentan un conjunto de efectos potencialmente letales: *hemotóxicos, citotóxicos, miotóxicos y neurotóxicos.* La gran mayoría de los accidentes ofídicos graves son ocasionados por Vipéridos pues el tipo de dentición solenoglifa asegura una inoculación profunda del veneno, que muchas especies producen además en cantidades muy grandes.

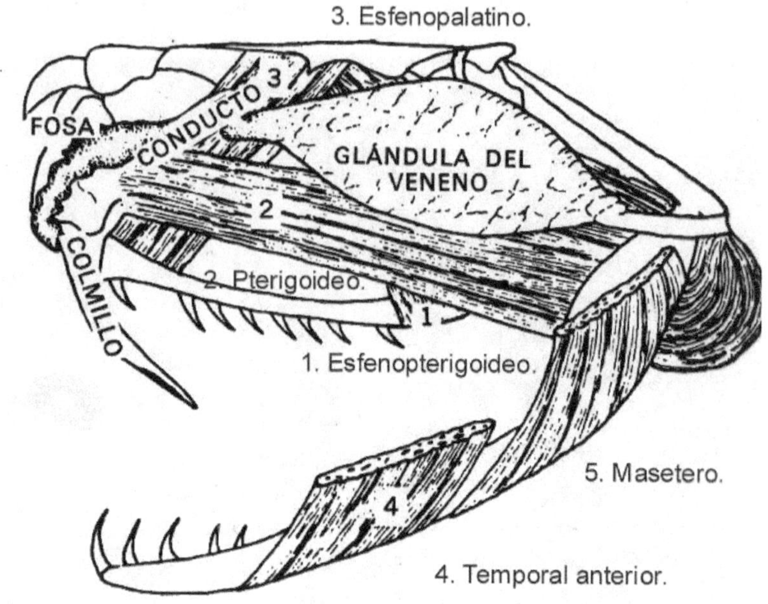

Fig. 10 Músculos y huesos del cráneo de una serpiente solenoglifa.

En Colombia la *familia Vipéridos* (Fam. *Viperidae*) está presente con 7 géneros *(Bothriechis sp., Bothriopsis sp., Bothrocophias sp., Bothrops sp., Porthidium sp., Crotalus sp. y Lachesis sp.)* que agrupan 22 especies.

1.4 Características de los Vipéridos. (Fig. 11)

A pesar de la diversidad de especies, todos los Vipéridos presentan ciertas características morfológicas y biológicas que les son comunes, y que además permiten diferenciarlos de otras familias de serpientes:

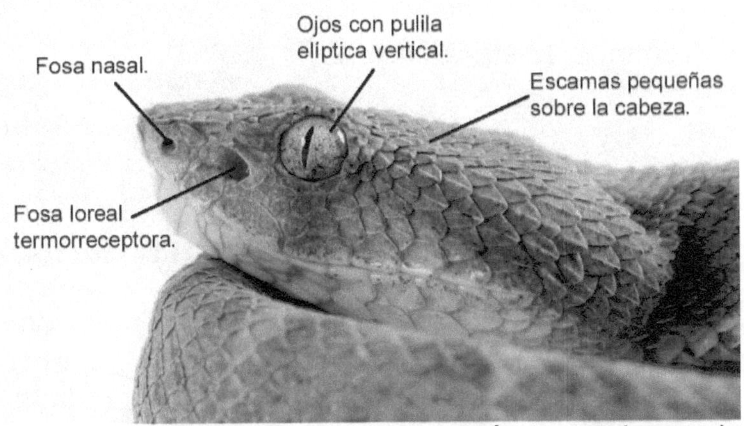

Fig. 11 Características de un Vipérido. Cabeza de *Bothriechis schlegelii. (Víbora "cabeza de candado")*

1. Cabeza en forma triangular o lanceolada, cubierta de escamas pequeñas.

2. Ojos con pupila elíptica vertical, generalmente pequeños.

3. Presencia de fosas loreales o fosetas termorreceptoras. Estos son órganos especializados que le permiten a la serpiente percibir el calor de las presas de sangre caliente y les permiten así mismo cazar eficientemente en completa oscuridad.

4. Reproducción vivípara (a excepción del género *Lachesis* que es ovípara) con altas tasas de nacimientos (hasta 50 crías por "parto" en algunas especies).

5. Dentición de tipo solenoglifo.

6. Carácter agresivo y nervioso.

7. Venenos de alta toxicidad.

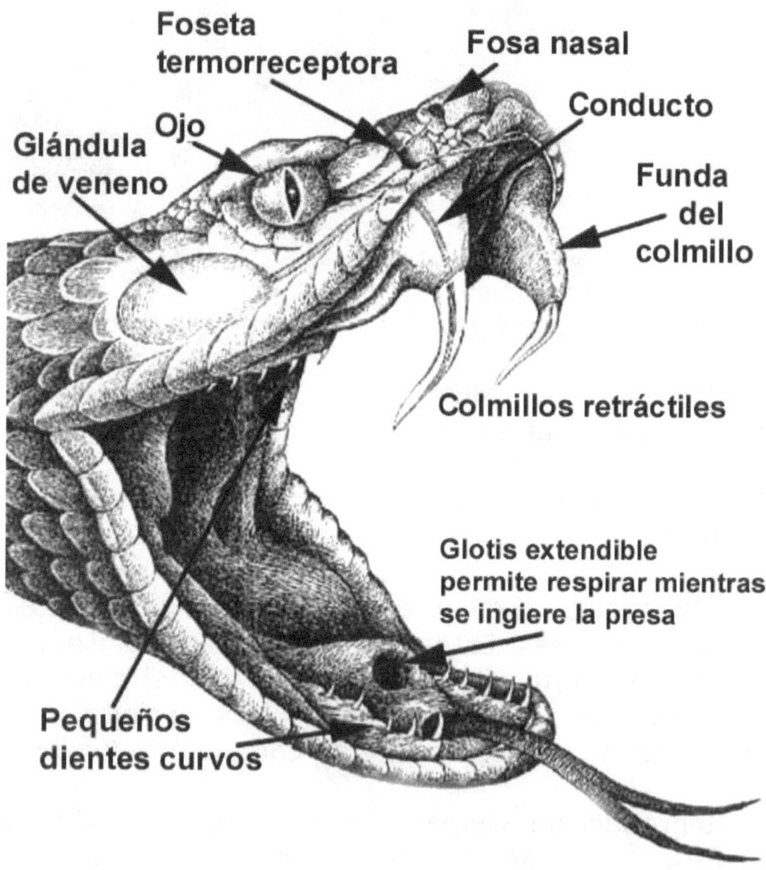

Fig. 12. Detalle de la cabeza de un Vipérido.

1.5 Nombres vulgares de Vipéridos colombianos.

En Colombia las diversas especies de Vipéridos reciben muchos nombres comunes o vulgares que varían de una región a otra. Una misma especie puede recibir muchos nombres, lo que con frecuencia lleva a confusión, por ejemplo, tan solo la especie *Bothrops asper* es designada popularmente en Colombia con más de una docena de apelativos.

Mencionamos aquí los nombres vulgares más conocidos y comunes de algunas especies:

Los nombres "mapaná", "mapanare", "taya", "equis", "equis veinticuatro", "pudridora", "veinte pasos" "boquidorá", "cuatronarices", "mapaná prieta", "nauyaca", "barbamarilla", "jergón", "macabrel", "birrí", "pelo de gato", "cabeza de lanza", "rabo de ratón" y "terciopelo", son usualmente asignados a las especies *Bothrops asper* y *Bothrops atrox* de forma indiferente.

Los nombres "cabeza de candado", "cabeza de lanza", "cabeza de flecha", "víbora guacamaya", "víbora de pestañas", "granadilla", "colgadora", "yaruma", "víbora rayo", "oropel", "pató", "mortiñera", "grano de oro" y "birri", son comúnmente asignados a la especie *Bothriechis schlegelii*.

Los nombres "rabo de chucha", "rabo de ratón" y "rabiseca", son usualmente asignados a la especie *Bothrops punctatus*.

Los términos "patoco", "patoquilla", "tamagá" "narizona" y "cachetona", se refieren usualmente a las especies *Porthidium nasutum* y *Porthidium lansbergii*.

Los nombres "mataboga", "lora", y "gata" se aplican usualmente a la especie *Bothriopsis bilineata*.

Los nombres "verrugoso", "cuaima", "rieca", "pudridora", "chuchupe" y "surucucú" se aplican en diferentes regiones a las especies *Lachesis muta* y *Lachesis acrochorda*.

1.6 Aparato inoculador de veneno.

Se denominan serpientes venenosas a aquellas que poseen un aparato inoculador de veneno, es decir una serie de estructuras especializadas para producir e inocular veneno con su mordedura.

Los venenos de las serpientes son sustancias químicas de extraordinaria complejidad y son fruto de miles de años de evolución, hasta el momento no ha sido posible reproducirlos artificialmente ni sintetizarlos; en algunos venenos de serpientes se han encontrado hasta 300 y más componentes. El veneno es el producto de excreción de unas glándulas especializadas, que por evolución se han derivado de unas glándulas salivares.

En las serpientes venenosas, la mordedura, que inocula el veneno, es su herramienta de caza, es el mecanismo natural para obtener su alimento y el veneno juega un papel muy importante en la degradación y digestión del mismo. La mordedura es además su medio de defensa.

Para que el veneno de una serpiente pueda ejercer sus efectos tiene que ser inoculado en el organismo presa y llegar hasta su torrente sanguíneo.

Esto implica la presencia de un aparato funcional especializado para la inoculación del veneno, aparato que está conformado por las glándulas productoras, colmillos, huesos y músculos especializados (Figs. 10 y 13). El tipo de aparato inoculador es diferente en los cada uno de los tres tipos de dentición con presencia de dientes acanalados (denticiones opistoglifa, proteroglifa y solenoglifa),

A cada lado de la cabeza se encuentra una glándula productora de veneno, de esta sale un conducto que en muchas especies conduce a una segunda glándula menor o de almacenamiento, de esta parte un conducto secundario que se conecta con el colmillo o diente inoculador, que puede ser más o menos acanalado, como en las serpientes opistoglifas y proteroglifas, o perforado interiormente como en el caso de las serpientes solenoglifas. Cuando la serpiente muerde, un conjunto de músculos comprime las glándulas productoras de veneno de manera que este fluya rápidamente por los conductos y por los canales de los colmillos hasta la herida causada en la presa. Todo esto ocurre a una extraordinaria velocidad.

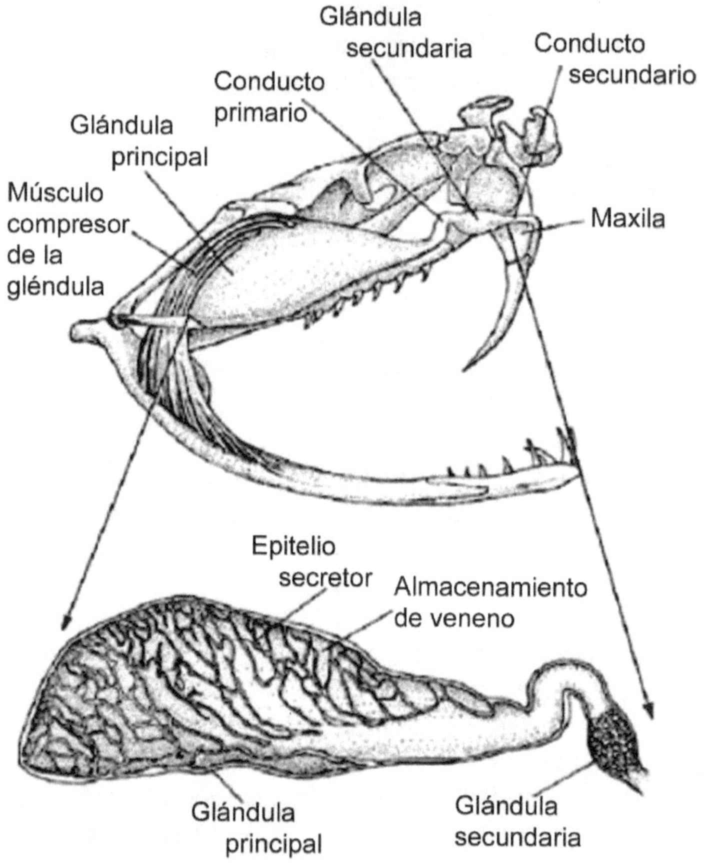

Fig. 13 Aparato inoculador del veneno de una serpiente solenoglifa. Parte inferior, estructura de la glándula productora de veneno.

Normalmente, tras la mordedura, la serpiente se retira rápidamente y espera a que el veneno inmovilice y mate a la presa, para luego proceder a ingerirla.

Los seres humanos no estamos dentro del *"menú"* de las serpientes y cuando ocurre una mordedura es siempre accidental y defensiva; cabe anotar aquí que muchos de los accidentes son culpa de las personas que al encontrar una serpiente la agreden, tratan de matarla, capturarla e incluso de jugar imprudentemente con ella.

Las serpientes desempeñan un importante papel dentro del equilibrio de los ecosistemas como controladores de las poblaciones de otros animales, se considera además que su presencia es un indicativo de la salud de un ecosistema.

Capítulo 2

¿Qué hacen los venenos de serpiente?

2.1 Introducción.

Antes de tratar el tema de los primeros auxilios y la atención pre-hospitalaria en el accidente ofídico, es importante comprender, al menos a grandes rasgos y en términos generales, qué hacen y cómo actúan los venenos de serpiente al ser inoculados en un organismo vivo, esto nos permitirá comprender y dimensionar por qué la mordedura de una serpiente venenosa a un ser humano es una situación tan grave y potencialmente letal.

2.2 Los venenos de serpiente.

Son sustancias muy complejas que principalmente están compuestas por proteínas (enzimáticas y no enzimáticas). Son el producto de un largo proceso de evolución y su función es la de inmovilizar y matar las presas de las que se alimentan. El veneno es elaborado por unas glándulas especializadas, que evolutivamente se derivan de las glándulas salivares. La composición química varía en las diversas especies y aun dentro de individuos de una misma especie, dependiendo de la edad del animal y de las condiciones medioambientales.

Los venenos de las serpientes son mezclas complejas de péptidos y proteínas cuyas principales funciones, como ya se mencionó, son inmovilizar a la presa, matarla y además facilitar su digestión. Entre los componentes más comunes encontrados en los venenos, están electrolitos (Na, K, Mg), minerales (Zn, Cu, Fe) y un conjunto de péptidos complejos que constituyen sustancias tóxicas muy activas, llamadas *hemorraginas, cardiotoxinas* y *neurotoxinas*, de acuerdo a los efectos que producen.

Entre las *enzimas proteolíticas* se encuentran fosfolipasa A, proteasas, hialuronidasa, acetilcolinesterasa, aminoxidasa, fosfatasas y aminoestearasas. Los efectos farmacológicos de los venenos de serpiente varían de acuerdo a la proporción y concentración de los diversos compuestos.

Dependiendo de la especie y el tamaño de la serpiente causante del accidente, de la cantidad de veneno inoculado y de otros muchos factores propios de las circunstancias del accidente y de las condiciones particulares del paciente, el accidente será más o menos grave y sus manifestaciones clínicas también variarán. Veamos brevemente qué hacen los venenos de serpiente y por qué constituyen una situación potencialmente letal.

2.3 Síntomas generales.

En términos generales, la mordedura de una serpiente venenosa a un ser humano produce inicialmente una descompensación general del organismo, que puede manifestarse con signos y síntomas muy variados, entre estos pueden darse sensación de mareo y pérdida del equilibrio, dolor de cabeza, náuseas y vómito, dolor abdominal, sensación de fatiga con aumento de la frecuencia respiratoria, aumento de la salivación (sialorrea), sudoración excesiva (diaforesis), aumento de la presión arterial, seguida de hipotensión, taquicardia y posteriormente bradicardia; en algunos casos puede haber además pérdida transitoria de la conciencia, fiebre y diarrea.

Aparte de estos signos generales, recordemos que los efectos de los venenos de serpiente pueden clasificarse como *locales y sistémicos*:

2.4 Efectos locales.

Los efectos locales del veneno son aquellos que ocurren en el sitio mismo de la inoculación y son causados por sustancias denominadas *citotóxicas y miotóxicas*, que afectan y causan daños serios en piel, músculo y tejidos.

Estos efectos se manifiestan en primer lugar como *dolor intenso* de aparición casi inmediata, seguido de una notable inflamación o *edema*.

El veneno causa daños severos en la *microcirculación*, es decir en los capilares de piel y músculo; diversos mecanismos químicos ocasionan hemorragias internas por erosión y ruptura de las paredes de los vasos, y también trombosis de los mismos por microcoágulos, esto conduce a *isquemia* o falta de irrigación sanguínea, ocasionando la muerte de las células de la piel o *dermonecrosis*, y también muerte de las células de las fibras y tejidos musculares o *mionecrosis*. En algunos casos graves se producen retracciones y deformidades en la extremidad afectada debido al daño en tendones y músculos.

Localmente, los venenos de serpientes tienen también efecto *proteolítico*. Causan una *digestión enzimática* de los tejidos con destrucción masiva de las células, lo que ocasiona la perdida y muerte de las mismas, salida masiva del líquido intracelular, así como del líquido intersticial. Esto conduce a muerte o *necrosis tisular* que puede evolucionar a *gangrena*. Este daño local, usualmente se manifiesta en sus primeros estadios por la presencia de flictenas o ampollas de contenido sero-hemorrágico. Y como si todo esto fuera poco, la presencia de microorganismos y bacterias puede conducir a la formación de abscesos y de infecciones severas.

2.5 Efectos sistémicos.

Si como hemos visto, los efectos locales del veneno de serpiente pueden llegar a ser muy graves y severos, los *efectos sistémicos* pueden llegar a ser devastadores.

Estos afectan al organismo entero, por daños en sus órganos principales, en la sangre y en la conducción de los impulsos nerviosos.

Estos daños son causados por sustancias tóxicas que afectan la sangre, y que de forma general se denominan *hemotóxicas,* y por sustancias que afectan la conducción de los impulsos nerviosos, denominadas *neurotóxicas*.

Las *sustancias hemotóxicas* o que dañan severamente a la sangre, tienen tres tipos de efectos generales que son: *efecto coagulante, efecto anticoagulante y efecto hemolítico*.

El primero de ellos, llamado *efecto coagulante o procoagulante* del veneno, consiste en la formación de pequeños coágulos, llamados microtrombos, que llevados por el torrente sanguíneo bloquean, obstruyen o causan *trombosis* en los capilares de órganos como los riñones, el hígado, el páncreas e incluso en los alvéolos pulmonares. Esto ocasiona *isquemia*, es decir, que estos órganos reciban un insuficiente flujo sanguíneo y sufran daños que pueden llegar a ser severos, lo que conduce a una falla multisistémica que puede ser letal. En los casos más severos puede darse una condición llamada *coagulación intravascular diseminada* (CID), con formación de coágulos mayores que podrían llegar a obstruir uno o varios vasos coronarios ocasionando un infarto, o incluso ocasionar un accidente cerebro vascular de tipo isquémico.

El segundo efecto sobre la sangre se denomina *anticoagulante y hemorrágico*. Las toxinas del veneno afectan y dañan el mecanismo natural de la coagulación de la sangre por diversos y complejos mecanismos que impiden la agregación plaquetaria y además causan una severa erosión interna en las paredes de los vasos, lo que lleva a la ruptura de estos ocasionando hemorragias.

Estas hemorragias, pueden tener manifestaciones externas, como sangrado por las encías (gingivorragia), por la nariz (epistaxis), e incluso por la piel, y también sangrados internos, particularmente hemorragia de vías digestivas altas, que se caracteriza por producir una diarrea de color negro llamada *melena*; también puede ocurrir sangrado interno pulmonar, con bronquitis, tos y expectoración de flemas con sangre (esputo hemoptoico), que en algunos casos puede conducir a edema pulmonar; en accidentes severos puede ocurrir incluso la ruptura y consecuente hemorragia de vasos a nivel cerebral, ocasionando un accidente cerebro vascular hemorrágico.

Y el tercer efecto sobre la sangre se denomina *hemolítico*. El veneno causa *hemólisis*, esto es, en términos muy simples, la ruptura y destrucción de los glóbulos rojos de la sangre y la liberación de la hemoglobina que contienen al plasma. Esto puede ocasionar anemia, disminución notable del transporte de oxígeno a las células, y además daño renal, causado por la acumulación y depósito de la hemoglobina liberada en los túbulos renales. Una de las manifestaciones más comunes de la hemólisis es la presencia de hemoglobina libre en la orina, una condición que se denomina *hemoglobinuria*.

Por otra parte, las *sustancias neurotóxicas*, que están presentes en los venenos de nuestras serpientes de coral, en los de las serpientes de cascabel y en los de *Lachesis sp.*, producen parálisis musculares generalizadas de tipo flácido, por bloqueo de los impulsos nerviosos en la placa neuromuscular, efectos que se manifiestan en un primer momento como cansancio y debilidad muscular generalizadas, disminución de la frecuencia respiratoria y cardiaca, caída de la presión arterial y escalofríos. Posteriormente se paralizan los párpados, los músculos del cuello y los ojos, seguido de las extremidades inferiores y superiores. Aparece entonces una grave dificultad respiratoria que puede conducir a paro respiratorio cuando se paralizan el diafragma y los músculos intercostales.

En los venenos de algunas serpientes se encuentran también *cardiotoxinas*, que ocasionan contracciones y arritmias por sobre-estimulación eléctrica, seguidas de la parálisis del miocardio.

Las sustancias neurotóxicas son también las responsables de los llamados *efectos neuro-vagales*. Estos se caracterizan por dolor abdominal agudo, pérdida del equilibrio, aumento de los movimientos intestinales, diarrea, vómito, náuseas y mareos.

2.6 Accidente ofídico y embarazo.

Como bien podrá comprenderse por todo lo explicado hasta aquí, los efectos y daños que pueden causar los venenos de serpiente en la paciente embarazada, pueden ser letales, para ella y para la criatura.

El veneno puede atravesar la barrera placentaria, llegar al feto y producir envenenamiento sistémico; es conocido además que en las etapas iniciales de la gestación, el veneno puede ocasionar malformaciones y en las etapas finales puede causar daño directo a los tejidos.

Se considera que el accidente ofídico en el primer trimestre de gestación es de mal pronóstico, con una tasa de aborto entre el 43 y 45% de los casos; entre las causas del aborto están la hipoxia asociada al choque, hemorragia entre la pared uterina y la placenta, daño tisular directo y las contracciones uterinas inducidas por el mismo veneno. Los hallazgos histopatológicos en la placenta en los casos de aborto, han mostrado focos de necrosis, áreas de hemorragia y también extensa congestión y trombosis vascular.

En accidentes causados por Elápidos, cuyos venenos tienen actividad casi exclusivamente neurotóxica y paralizante, se ha reportado la disminución o ausencia total de los movimientos fetales, muy seguramente por depresión del sistema nervioso central del feto, asociado a la hipoxia. Este tipo de accidentes son siempre de mal pronóstico.

En la madre puede presentarse todos los mismos síntomas y signos que en cualquier otro paciente, además de sangrado vaginal, de moderado a severo, aborto, desprendimiento prematuro de la placenta *(abruptio placentae),* actividad uterina y parto prematuro.

Ahora que hemos visto este rápido panorama general acerca de los daños tan severos que pueden causar los venenos de serpiente, podemos comprender mejor la importancia de *trasladar cuanto antes* al paciente a un centro de atención médica, para que reciba el tratamiento adecuado, las medidas de soporte que sean necesarias y el *antídoto* o suero antiofídico.

Todo lo dicho en este capítulo es igualmente válido para los accidentes ocurridos a animales domésticos (perros, gatos, caballos, ganado vacuno, etc.) pues los efectos de los venenos son los mismos en todos los mamíferos, si bien pueden ser más o menos severos, dependiendo de muchos factores.

El *tratamiento específico* del accidente ofídico consiste en la aplicación o administración de suero antiofídico y esto debe hacerse siempre en el medio hospitalario. El manejo médico del accidente ofídico incluye además todas las medidas de soporte que el paciente requiera y el tratamiento, a veces muy complejo, de todos los daños ya causados por el veneno y sus consecuencias.

El Suero Antiofídico es un medicamento de origen biológico, es un anticuerpo, y es el *antídoto o antiveneno* que neutraliza el veneno circulante para evitar que cause daños a la sangre, a los tejidos y órganos principales del paciente. Su aplicación debe hacerse *en el menor tiempo posible* una vez que se ha confirmado por clínica y laboratorio la presencia de veneno circulante, y debe aplicarse en una *dosis suficiente*, capaz de neutralizar la cantidad total de veneno inoculado.

El suero antiofídico neutraliza eficazmente el veneno circulante y así evita que este cause daños, pero es muy importante saber y entender que el suero antiofídico *no puede revertir los daños ya causados e instaurados por el veneno*, de ahí que su aplicación oportuna y en dosis suficiente sean la prioridad. En accidente ofídico el tiempo es oro.

Lo ideal sería que todos los pacientes pudieran recibir atención médica en un tiempo no superior a las dos o tres horas después de ocurrido el accidente, y cuando esto ocurre el pronóstico en general es bueno y muy seguramente el paciente se recuperará sin secuelas importantes; sin embargo, desafortunadamente en Colombia, como ya lo mencionamos, el tiempo promedio de consulta está entre las 6 y 8 horas después de ocurrido el accidente, por lo que en términos generales, se trata de pacientes que ingresan a los servicios de urgencias en condición grave y con compromiso serio de su homeostasia.

Recomendamos, especialmente a las personas del área de la salud, leer de nuevo este capítulo para profundizar en su comprensión, y buscar y ampliar sus conocimientos sobre este tema. Comprender bien los diversos efectos de los venenos de serpiente es clave para orientar el tratamiento, que como bien puede entenderse, es mucho más que la sola aplicación de sueros antiofídicos.

Capítulo 3

Primeros auxilios en campo.

3.1 Introducción.

Este capítulo está dirigido a la comunidad en general, con o sin conocimientos de primeros auxilios y en términos generales se refiere al qué hacer y al qué no hacer en caso de una mordedura de serpiente; todas las indicaciones que damos aquí, podrían ser igualmente válidas para los accidentes causados por otros animales venenosos.

El accidente ofídico afecta principalmente a los trabajadores del campo, quienes suelen ser además la población más vulnerable desde el punto de vista económico y de seguridad social; el accidente ofídico suele ocurrir principalmente en las primeras horas del día o al atardecer, de manera accidental e impensada, cuando una persona entra en contacto, toca o lastima involuntariamente una serpiente. También hay accidentes fruto de acercarse imprudentemente, tocar, manipular, jugar, acorralar o intentar capturar una serpiente.

La mayoría de las serpientes venenosas son animales nerviosos que atacan sin que sea necesaria mayor provocación. Fácilmente se sienten amenazadas, agredidas o invadidas en su espacio y responden de manera agresiva, mordiendo, a veces más de una vez. Su ataque es además extremadamente rápido.

Es natural que los familiares, amigos o compañeros de una persona que ha sido víctima de la mordedura de una serpiente quieren hacer algo por ella, pero usualmente están tan ansiosos y estresados como el mismo paciente y en estas circunstancias es muy fácil cometer grandes equivocaciones, actuar sin pensar o dejarse llevar de ideas irracionales, suposiciones creativas, e incluso por supersticiones y falsas creencias.

Con frecuencia se pierde tiempo muy valioso en la escena realizando actividades o "tratamientos" que en nada benefician al paciente y que pueden incluso complicar y agravar su estado.

Como se comprenderá por todo lo que explicamos en el capítulo anterior sobre la acción y los efectos de los venenos, es relativamente muy poco lo que se puede hacer desde el punto de vista de los *Primeros Auxilios* en campo.

La prioridad entonces debe ser siempre el transporte del paciente, en las mejores condiciones posibles, a un centro hospitalario y tan pronto como sea posible.

Debe considerarse que el accidente ofídico es una *intoxicación grave* y que cuanto antes se instaure el tratamiento específico y medidas complementarias, mejores posibilidades tendrá el paciente de una recuperación sin mayores secuelas.

3.2 Acciones concretas de primeros auxilios en campo.

- *Llame, pida ayuda*, comuníquese con otras personas. Usualmente varios trabajadores del campo están en la misma área o trabajando juntos. Uno de ellos puede ir en busca de ayuda mientras otros atienden o intentan trasladar al paciente hasta la casa de la finca o un lugar poblado con mejor acceso.

Es posible que el líder de la acción comunal, el inspector de policía, la profesora de la escuela, un vecino o alguna otra persona, tengan un mayor conocimiento acerca del tema, puedan prestar ayuda para algún tipo de transporte o conozcan los teléfonos del puesto de salud local o de un organismo de socorro.

- *No pierda tiempo* tratando de buscar la serpiente para capturarla, identificarla o fotografiarla. Aparte de ser algo muy peligroso su utilidad es muy relativa.

- *No hay que llevarle la serpiente al médico* ni identificarla, eso no es más que un mito. Las manifestaciones clínicas del paciente y los exámenes de laboratorio que se deben realizar, le indicarán al médico de qué tipo de envenenamiento se trata. Por otra parte, todos los sueros antiofídicos actuales son *Polivalentes* o de *amplio espectro*, eso significa que no importa cual haya sido exactamente la especie de serpiente causante del accidente, está incluida dentro de las que *neutraliza efectivamente* el antiveneno.

- *No manipule* de ningún modo la serpiente si esta fue atrapada, incluso si se encuentra muerta. Una serpiente muerta puede morder por reflejos nerviosos que permanecen algún tiempo en el animal. La serpiente podrá estar muerta, pero el veneno conserva todas sus propiedades tóxicas. Bastaría un rayón o un pinchazo accidental para tener un segundo paciente.

- *No subestime* nunca el tamaño de la serpiente ni piense que por ser pequeña el accidente no reviste gravedad. Una pequeña víbora de 20 cm puede matar a un hombre adulto de 80 kilos en pocas horas.

- Debe *evitarse que el paciente realice movimientos bruscos* o que se agite; debe llevarse al paciente hasta la casa de la finca, hasta la escuela o hasta el centro poblado más cercano; preferiblemente el paciente deberá llevarse en camilla o cargado, o si la distancia es corta, caminando lentamente.

- *Afloje la ropa* del paciente y *retire* todos los objetos que puedan interferir con una adecuada circulación (anillos, pulseras, cinturones, zapatos apretados, etc.) recuerde que muy posiblemente se presentará una notable inflamación (edema) en la zona afectada y regiones cercanas, y cualquier elemento que obstruya la circulación podría causar un *"efecto torniquete"*, que es siempre muy perjudicial.

- Realice un *muy buen lavado* de la zona afectada con agua y jabón. Esto ayudará a evitar infecciones e incluso puede remover algo del veneno.

- Puede *comprimirse la herida* buscando que el sangrado favorezca la eliminación de algo del veneno; sin embargo, esto solo es útil en los primeros minutos, pues los venenos de serpiente se absorben muy rápido por el organismo.

- *Cubra la herida* con gasa, apósito o con una tela limpia para evitar que se contamine, pero *no realice vendajes compresivos* ni las amarre fuertemente, porque podrían interferir con la circulación.

- Si le es posible *inmovilice la extremidad* afectada en una posición funcional y normal. Esto alivia la tensión muscular sobre la misma, ayuda a reducir el dolor y evita deformaciones por la acción local del veneno sobre tendones y músculos.

- *Tranquilice al paciente* y haga que se recueste en una posición cómoda mientras se coordina la forma y el medio de transportarlo o se espera la llegada de ayuda.

- Es posible que el paciente empiece a deshidratarse rápidamente; suministre *únicamente agua* y recuerde que posiblemente empezará a tener un notable malestar general acompañado de náuseas y vómito.

- El paciente *siempre deberá estar acompañado*. Si es necesario sacar al paciente a caballo o en mula hasta un camino o una carretera, dos personas deberán ir a sus lados ayudando a sostenerlo y siempre atentos por si llegara a desmayarse o perder el equilibrio. Si el paciente debe ser sacado en canoa o en lancha, preferiblemente deberá ir recostado y cubierto para evitar que se moje.

- Si el paciente es trasladado en un vehículo, procure que se encuentre cómodo, que pueda respirar libremente y cuente con un recipiente o bolsas para vómito.

3.3 Lo que NO debe hacerse jamás.

En los *primeros auxilios* en campo es primordial no causar daño ni empeorar la condición del paciente, por eso, indicamos un conjunto de acciones que de ninguna manera deben realizarse:

Cortes e incisiones.
No realice nunca ningún tipo de *cortes, incisiones ni punciones* sobre o alrededor de las heridas dejadas por los colmillos de la serpiente. Esto solo empeorará el daño a los tejidos producto de la acción del veneno y favorecerá la aparición de infecciones. Recuerde además que los venenos de serpiente tienen efecto anticoagulante y es posible que las heridas adicionales ocasionen un sangrado

abundante que la condición del paciente no puede controlar adecuadamente, coagular ni cicatrizar.

Chupar. Succionar.
No realice nunca ningún tipo de *succión mecánica* ni mucho menos con la boca sobre las heridas del paciente. Esto no tiene ninguna utilidad. Si se lograra extraer alguna cantidad de veneno, esta sería tan insignificante que no haría ninguna diferencia para el paciente, pero, por el contrario, si quien realiza la acción tiene alguna lesión en los labios, en la lengua o en la boca, puede resultar también envenenado. Esta acción, además favorece la aparición de infecciones.

Remedios caseros. Contras.
No administre ni permita nunca que el paciente reciba *ningún tipo de remedio "casero", "tradicional" o "folclórico"* tales como emplastos de hierbas y raíces, lodos supuestamente medicinales, bebidas o pócimas de hierbas o de ingredientes desconocidos; tampoco suministre ni permita que el paciente beba aguardiente con pólvora, aceite de cocina, hiel, grasa o sangre de algún animal; no existen *"contras milagrosas"*, ni remedios mágicos para la mordedura de una serpiente venenosa; nada de *"preparados"* ni de *"chimú"* ni cosas por el estilo. Todas estas cosas usualmente son más perjudiciales que beneficiosas. De hecho, ocurre a menudo que en los servicios de urgencias se reciba un paciente doblemente intoxicado, por la mordedura de la serpiente y por el supuesto "remedio" que se le suministró.

Tratamientos insólitos.
Jamás permita tampoco el empleo de *"tratamientos" insólitos,* como la cauterización de la zona afectada, la aplicación de choques eléctricos o el lavado local con sustancias como hipoclorito de sodio, formol, creolina o gasolina. Estas prácticas, comunes en algunas zonas del país, lo único que logran es empeorar la situación del paciente.

Curanderos, brujos y hierbateros.
Nunca recurra a curanderos, brujos, hierbateros, chamanes, etc. Las antiguas tradiciones, prácticas y creencias de los diversos grupos étnicos merecen todo nuestro respeto desde el punto de vista cultural, antropológico y sociológico; pero desde el punto de vista médico ninguna de sus prácticas ni remedios, que han sido ya bien estudiados por la ciencia, ha demostrado ninguna utilidad a la hora de neutralizar los violentos efectos de los venenos de serpiente.

Es comprensible que en las zonas más apartadas del país la esperanza en estas personas y en sus conocimientos y tratamientos sea la primera, y a veces la única opción de la gente.

Sin embargo, estos *"tratamientos"*, que combinan la química con la metafísica, la botánica con la magia y mezclan lo físico con lo espiritual, los alucinógenos, el trance, los rezos y las supuestas facultades parapsicológicas, no ofrecen ninguna confianza ni garantía y con demasiada frecuencia solo conducen a una gran pérdida de tiempo, con las obvias consecuencias para el paciente.

Los rezos y rituales mágicos, así como los remedios chamánicos, funcionan muy bien cuando la serpiente no es venenosa o cuando la serpiente inoculó una cantidad ínfima de veneno, que causó un gran malestar inicial al paciente, pero rápidamente se recuperó.

Alcohol. Licores. Bebidas energizantes.

Nunca suministre ni permita que se le dé al paciente *ningún tipo de bebida alcohólica*. Esta práctica, que es muy común en nuestro medio, no tiene ninguna utilidad, por el contrario, puede ser muy perjudicial. El alcohol aumenta la frecuencia cardiaca, aumenta la presión arterial y favorece la deshidratación, y todas estas cosas contribuyen en la diseminación y acción del veneno.

Tampoco se debe suministrar nunca ningún tipo de bebida *"energizante"*, prácticamente por las mismas razones. Al paciente solamente se le debe suministrar agua.

Torniquetes.

Nunca, jamás, por ningún motivo, realice *ningún tipo de amarre, torniquete ni ligadura*. Esta práctica no tiene ninguna utilidad, por el contrario, es extremadamente perjudicial para el paciente y con frecuencia conduce a la amputación de la extremidad. La idea de supuestamente restringir el paso del veneno en sentido al cuerpo, implica a su vez que no llegará circulación sanguínea a la extremidad, produciéndose una severa isquemia, que unida a los violentos efectos locales del veneno conducirán prontamente a la muerte de todos los tejidos. Un torniquete es la cuota inicial de una amputación, así de simple.

Masajes. Hielo. Compresas.

No realice *ningún tipo de masaje ni movimiento en la zona afectada*, esto favorece la absorción del veneno, *tampoco aplique hielo ni compresas calientes* sobre la zona afectada pues aumentarán el daño a los tejidos.

Medicamentos.

No suministre *ningún tipo de medicamento* por vía oral, mucho menos inyectable, así el paciente manifieste tener mucho dolor; no aplique cremas o pomadas sobre las heridas dejadas por los colmillos de la serpiente. Muchos medicamentos tienen una interacción perjudicial con los venenos de serpiente y algunos incluso pueden potenciar sus efectos.

No pierda tiempo.

No pierda tiempo a la espera de síntomas. En muchos casos los síntomas pueden tomar algún tiempo en aparecer y eso no significa que no haya un envenenamiento efectivo. Ver un paciente tranquilo y sin síntomas evidentes no significa que quizás no esté seriamente envenenado.

No es su responsabilidad.
Como compañero y auxiliador del paciente, *no es su responsabilidad* identificar la serpiente, ni capturarla, ni determinar si es venenosa o no.

No es su responsabilidad tampoco hacer ningún tipo de valoración ni diagnóstico, menos aún hacer cualquier tipo de tratamiento. La gravedad del envenenamiento la determinará el médico en el medio hospitalario a través de los medios técnicos adecuados.

Transporte.
Coordine y gestione el transporte del paciente al centro asistencial más cercano o llame y coordine la recepción de ayuda por parte de un organismo de socorro. *La prioridad es transportar al paciente* por cualquier medio adecuado lo más pronto que sea posible a un centro de atención médica.

Equipaje.
Si el paciente ha sido efectivamente mordido por una serpiente venenosa, muy seguramente quedará hospitalizado e incluso es posible que sea remitido a otra ciudad o municipio. Debe llevar al menos una muda de ropa, una toalla y sus elementos de aseo personal.

Documentos.
No olvide los *documentos de identificación personal* del paciente.

No dude en transportar al paciente.

Es importante darse prisa. Si el paciente no tiene síntomas, ni dolor, ni inflamación, ni malestar general, eso no significa que no haya un posible envenenamiento, igualmente deberá acudir en el menor tiempo posible al centro de atención médica; no todos los accidentes ofídicos verdaderos tienen signos evidentes, por ejemplo, en la mordedura de serpientes de coral verdaderas, es frecuente que no haya dolor ni inflamación, incluso los primeros signos de envenenamiento pueden tomar algún tiempo en aparecer.

Información.

Al llegar al centro asistencial, puesto de salud u hospital, informe al personal médico o de enfermería claramente que se trata de una mordedura de serpiente y cuánto tiempo ha transcurrido desde el momento del accidente, este dato es importante en la valoración y diagnóstico del accidente.

Otras informaciones que seguramente se solicitarán al paciente o a sus acompañantes son:

- Edad, peso.

- Especie y tamaño aproximado del animal agresor (si acaso se conoce, pero como ya se explicó, no es muy importante).

- Si el paciente perdió en algún momento la conciencia y por cuanto tiempo.

- Si hubo vómito durante el viaje.

- Si el paciente se auto medicó o recibió algún tipo de *"remedio"*, pócima o bebedizo.

- Si el paciente toma algún tipo de medicamento, cual y en qué dosis.

- Si el paciente es alérgico a algún medicamento, y si tiene algún antecedente de enfermedades cardiacas, sanguíneas, renales o hepáticas, antecedentes de diabetes, asma, hipertensión, bronquitis crónica, drogadicción, alcoholismo, u otras condiciones particulares que deban conocerse.

- Además, es primordial conocer la identidad completa del paciente, nombre, apellidos y domicilio, y teléfonos de familiares a los cuales poder avisar.

Recomendamos a todas las personas de las comunidades rurales a quienes llegue este libro, así como a quienes tienen alguna responsabilidad en su cuidado o formación, leer el capítulo sexto sobre prevención de accidentes causados por animales venenosos e incentivar la lectura e investigación sobre estos temas. En nuestras comunidades subsiste una enorme cantidad de prejuicios, creencias falsas, supersticiones y *"agüeros"* sobre las serpientes, que se han transmitido de generación en generación y que no son más que fruto de la ignorancia.

Como lo mencionamos ya en el capítulo primero, los seres humanos no estamos dentro del *"menú"* de las serpientes y cuando ocurre una mordedura es siempre accidental y defensiva; muchos de los accidentes son culpa de las personas que al encontrar una serpiente la agreden, tratan de matarla, capturarla e incluso de jugar imprudentemente con ella.

Con frecuencia oímos decir que las serpientes son "malas", "crueles", "sanguinarias" y que son la encarnación del mal; muchos comparten la opinión de que la única serpiente buena es la serpiente muerta. Todo esto es una gran equivocación. No se puede atribuir a los animales virtudes o defectos que solo pueden tener los humanos, los animales actúan por instinto y no pueden hacer razonamientos ni juicios de valores. Es necesario cambiar esa mentalidad destructiva, depredadora y asesina de muchos de nuestros campesinos que ven la fauna silvestre siempre como un estorbo o una amenaza. Todo ser vivo tiene derecho a la vida, entendamos o no su utilidad.

Las serpientes desempeñan un importante papel dentro del equilibrio de los ecosistemas porque controlan las poblaciones de otros animales, son además un indicativo de la salud de un ecosistema.

Capítulo 4

Atención pre-hospitalaria del accidente ofídico

y transporte asistencial básico.

4.1 Introducción.

Este capítulo está principalmente dirigido a equipos de respuesta a emergencias de los organismos de socorro y tripulantes de ambulancia que se desempeñan en la atención de emergencias médicas, ya sean estos médicos o profesionales en enfermería, técnicos en emergencias médicas, técnicos y tecnólogos en atención pre-hospitalaria, socorristas y auxiliares de enfermería o personal sanitario de las fuerzas militares y de policía.

Los tripulantes de ambulancia que se desempeñan en la atención de emergencias médicas deben tener una excelente formación certificada en atención de urgencias y emergencias pre-hospitalarias, deben tener cursos vigentes y actualizados de Soporte Vital Básico y Soporte Vital Avanzado, y también cursos de atención de trauma pre-hospitalario como el PHTLS, ITLS o similares. Deben, además, tener un programa de formación o actualización permanente.

Ser tripulante de ambulancia en la atención de urgencias y emergencias médicas es una enorme responsabilidad e implica no solo conocimientos y habilidades especiales, sino también un carácter y una personalidad ecuánime, criterio y juicio recto, serenidad, sentido común, sentido práctico, capacidad de pensar y trabajar bajo presión y en situaciones críticas.

Por favor recuerde esta frase que repetimos muchas veces en los entrenamientos y cursos de formación:

No haga nada que no sepa hacer,
no haga nada de lo que no se sienta seguro.

Un Organismo de Socorro (Cruz Roja, Bomberos, Defensa Civil, etc.) puede recibir una llamada de emergencia por parte de la comunidad informando que en una vereda o incluso en un centro urbano, una persona ha sido mordida por una serpiente. A la escena acudirá una tripulación de socorristas que normalmente irán en una ambulancia tipo TAB (Transporte Asistencial Básico).

Los Organismos de Socorro en Colombia cuentan con personal altamente capacitado en las especialidades de Rescate y Atención Pre-hospitalaria, sin embargo, la atención de un paciente con accidente ofídico por su parte, es un evento bastante raro.

Todos los conceptos expresados en el capítulo anterior acerca de qué se debe hacer y qué se debe evitar, son perfectamente válidos también para los socorristas y tripulantes de ambulancia, y deberán conocerlos y considerarlos, además de las siguientes recomendaciones:

4.2 Acciones concretas de APH.

- Utilice siempre todos sus elementos de protección personal y de aislamiento a sustancias o fluidos corporales.

- Al llegar al sitio, valore cuidadosamente la seguridad de la escena, en especial en lo que se refiere a la posible presencia de la serpiente en las inmediaciones.

- Realice una Valoración Primaria completa del paciente e historial SAMPLE. Tome nota de todos los hallazgos y del interrogatorio al paciente.

- Limpie, desinfecte y cubra la herida con gasa estéril o apósitos. Deben evitarse en lo posible los desinfectantes que coloreen la piel.

- Inmovilice la extremidad afectada en posición funcional. Esto favorece que los movimientos durante el transporte no causen mayor dolor y complicaciones posteriores por retracciones musculares.

- Se puede utilizar cabestrillo o férulas para inmovilizar, pero no utilice vendas elásticas ni sujete fuertemente. La extremidad afectada muy seguramente se va a edematizar (si no lo está ya) a causa del veneno y un vendaje causaría restricción a la circulación e incluso isquemia.

- Realice una cuidadosa Valoración Secundaria (cabeza a pies), identifique posibles traumas asociados (por caída, golpes, etc.) y trátelos adecuadamente.

- Traslade a la ambulancia en camilla o silla y conecte el monitoreo de signos vitales. Preferiblemente el paciente deberá ir acompañado por un familiar o un allegado, y esto es obligatorio si se trata de un menor de edad.

- Si no cuenta con monitor de signos vitales, tome los signos vitales del paciente cada 15 minutos y lleve una adecuada relación de los mismos.

 - Si el paciente presenta disnea o sus niveles de saturación de oxigeno no son adecuados, suministre oxígeno; dependiendo del estado del paciente se usará cánula nasal o mascarilla y un flujo de oxigeno que variará entre 2 y 8 litros por minuto. Siempre deberá suministrarse oxigeno si el paciente no está consciente o ha sufrido algún trauma importante asociado.

- Canalice al paciente y asegure una buena vía venosa (Utilice catéter 16 o 14 g.)

- Si el paciente se encuentra hipotenso, suministre líquidos IV hasta lograr niveles normales de PA.

- Hidrate adecuadamente. Por vía oral si no hay nauseas ni vómito, o por vía IV con SSN a flujo de mantenimiento.

- Transporte en posición cómoda, sentado o acostado lateralmente, vigilando la posible aparición de náuseas y vómito y previniendo posible bronco aspiración.

- La extremidad afectada debe ir al mismo nivel de la camilla, no levantada ni colgando.

- Durante el transporte monitoree los signos vitales constantemente y tome nota de los mismos. Esté atento a cambios importantes en la presión arterial o la frecuencia cardiaca.

- Si el paciente se encuentra orientado, interróguelo para saber si existen antecedentes de patologías respiratorias, cardiacas, renales, hepáticas o neurológicas. Documente cuidadosamente. Esta información es muy valiosa para el médico.

- Es muy posible que el transporte del paciente sea tranquilo y sin mayores contratiempos; tenga presente que posiblemente el paciente estará sufriendo de fuertes dolores y quejándose todo el tiempo. Si lo considera prudente, solicite autorización a la dirección médica y administre un analgésico por vía IV.

- En algunos casos es preferible transportar al paciente en *posición de Fowler* (sentado o semi-sentado, especialmente cuando el paciente manifiesta alguna dificultad respiratoria, dolor de cabeza (cefalea) o cuando esta posición favorece una disminución del dolor en la zona afectada por la mordedura.

4.3 Código azul.

- Sin embargo, debe ser consciente de que, en los casos graves, puede ocurrir que el paciente entre en falla respiratoria (lo que es posible en los accidentes causados por serpientes de coral y serpientes de cascabel), si esto ocurre, suministre rápidamente soporte ventilatorio con BVM y oxígeno.

- Reporte Código Azul al Centro de Comunicaciones de su Institución y a la entidad de salud que espera recibir al paciente; indique al conductor activar luces y sirena, y entrar en modo *"conducción de emergencia"*.

- Si la distancia a recorrer es grande, el traslado tomará mucho tiempo, y el paciente se encuentra en falla respiratoria, acceda a la vía aérea con mascarilla laríngea u otro dispositivo adecuado de intubación y continúe el soporte ventilatorio con BVM y oxígeno. Si es necesario solicite autorización a la dirección médica.

- No suministre ningún tipo de medicamento sin autorización de la dirección médica.

- Documente y realice un detallado reporte de todos los signos y síntomas del paciente, así como de las acciones realizadas.

 - Si es posible, establezca comunicación con el centro asistencial para reportar el estado del paciente y el tiempo estimado de llegada.

- Tenga presente que pacientes en falla respiratoria pueden entrar en falla cardiaca; esté preparado para proveer RCP y para desfibrilar (la ambulancia deberá contar con DEA) administre las medidas de Soporte Vital Básico y Avanzado que sean necesarias. Si utiliza medicamentos IV en la reanimación solicite autorización a la dirección médica de su Institución. Use su criterio y juicio recto, manténgase sereno.

4.4 Paciente embarazada.

- Otra de las situaciones complicadas que se puede presentar en la atención pre-hospitalaria del accidente ofídico es cuando el paciente a atender y transportar es una mujer en estado de embarazo.

- Como se explicó anteriormente (véase capítulo 2, numeral 2.6, página 48), el veneno de serpiente pasa la berrera placentaria y puede tener efectos muy graves, incluso letales, tanto para la madre como para la criatura.

- Usted debe saber que existen cuatro situaciones críticas que podrían llegar a presentarse:

a) Sangrado vaginal moderado a severo. Shock hipovolémico.
b) Aborto.
c) Parto pretérmino.
d) Paro cardio respiratorio

(Tómese un momento para valorar estas cuatro posibles situaciones y pensar en cuál sería su criterio de actuación en cada una).

- Realice todas las acciones indicadas en el numeral 4.2 Acciones concretas de APH, además:

- Pregunte a la paciente el tiempo de gestación y si ha habido alguna complicación o evento importante. Tome nota de estos datos en su reporte.

- La paciente deberá estar sentada cómodamente, o acostada en posición decúbito lateral izquierdo.

- La paciente deberá estar canalizada con un catéter intravenoso periférico de calibre 14 a 16 G.

- La paciente deberá estar monitoreada todo el tiempo y cada 15 minutos deberán verificarse la frecuencia cardiaca y los movimientos fetales.

Sangrado vaginal.
Vigile atentamente la aparición de sangrado vaginal o de actividad uterina.

Si se presenta sangrado vaginal moderado o severo coloque una o dos toallas higiénicas o un apósito grueso. Suministre oxígeno a alto flujo y aumente el paso de los líquidos (solución fisiológica al 0,9% o solución de Ringer Lactato) hasta obtener un valor normal de PA.

Esté atento a signos de shock o hipovolemia.

Vigile atentamente la presión arterial y la oximetría. Realice todas las acciones que considere necesarias para manejar la hemorragia, proteger la vía aérea y normalizar la presión arterial.

Comunique la situación a la dirección médica y a la institución que recibirá a la paciente. Siga las instrucciones que se le den.

Aborto.
Si la paciente tiene menos de 28 semanas de gestación y manifiesta dolor tipo calambre en el abdomen bajo y presenta sangrado vaginal moderado a severo (con posible expulsión de tejido), es muy posible que se vaya a producir un aborto. Esté preparado para atenderlo e incluso para reanimar la criatura.

Parto pretérmino.
Actividad uterina con contracciones indicarían que se va a producir un parto pretérmino, probablemente ocasionado por isquemia útero placentaria.

Siga atentamente el ritmo de las contracciones, su frecuencia y duración; si lo considera necesario haga un tacto vaginal.

Prepare el equipo de parto de la ambulancia y siga el protocolo de parto extra hospitalario.

Si el parto es inminente y se encuentra en carretera, haga que la ambulancia se detenga; posicione a la paciente y prepárese para recibir la criatura, tenga presente que es posible que sea necesario reanimarla.

Paro cardio respiratorio.
Una paciente embarazada puede entrar en paro cardio respiratorio, especialmente en el caso de las mordeduras causadas por serpientes de cascabel o por serpientes de coral.

Siga todas las recomendaciones que damos en el numeral 4.3 de este capítulo, pero además tenga en cuenta lo siguiente:

Si utiliza medicamentos en la reanimación, en el caso de la mujer embarazada no debe usarse adrenalina, ya que disminuye el flujo sanguíneo uterino placentario; si se considera necesario el uso de un vasopresor, el recomendado sería la efedrina.

4.5 Entrega del paciente

- Al llegar al Centro Asistencial realice una adecuada entrega y reporte del paciente al médico de Urgencias.

- Recuerde que la atención pre-hospitalaria constituye un Acto Medico sujeto a la ley. Sea absolutamente responsable y profesional en todo momento.

- Diligencie todos los formatos cuidadosamente y no olvide hacerlos firmar por el personal médico que reciba al paciente.

- Reporte al Centro de Comunicaciones de su Institución la entrega del paciente y todas las novedades importantes que deban quedar oficialmente consignadas en el reporte.

- No es responsabilidad del personal de atención pre-hospitalaria identificar la serpiente ni determinar su especie, ni siquiera determinar si es venenosa o no; su responsabilidad es estabilizar y transportar de forma segura y adecuada a un paciente, atendiendo oportunamente cualquier circunstancia que pudiera poner en peligro su vida.

4.6 Paciente fallecido durante el traslado.

Un paciente de accidente ofídico grave puede fallecer durante el traslado por múltiples causas, y en nuestro medio, desafortunadamente, esta no es una situación muy rara; ocurre especialmente en las remisiones entre instituciones de salud cuando se transporta a un paciente crítico.

- Si el paciente fallece durante el transporte en ambulancia, repórtelo inmediatamente a la Central de Comunicaciones de su Institución y a la entidad de salud que esperaba al paciente. Espere órdenes e indicaciones. Normalmente se le pedirá que continúe su camino y haga entrega del paciente en la institución de destino. Conserve la calma y sea prudente.

- Al llegar a la entidad de salud y entregar el paciente, explique al médico de urgencias las circunstancias y acontecimientos que a su criterio ocasionaron la muerte del paciente.

- No se retire de la entidad de salud hasta que se hayan cumplido todas las diligencias legales correspondientes. Dé todas las declaraciones que se le pidan, y si las debe hacer por escrito, sea prudente y limítese a los aspectos médicos sin agregar comentarios ni opiniones; aporte todas las pruebas que le soliciten.

- Pregunte a la mayor autoridad presente en el sitio si puede ya retirarse y suministre toda la información que se le pida. Es posible que se le cite posteriormente para declarar.

- Evite dar declaraciones a cualquier persona que no constituya autoridad en el caso.

- Es posible que el médico de turno expida el acta de defunción y los trámites legales se surtan de manera normal. En algunos casos excepcionales, el paciente podrá será remitido a Medicina Legal y se hará necropsia para establecer la causa de la muerte.

- El reporte de atención pre-hospitalaria elaborado por usted es fundamental para establecer que no hubo negligencia de su parte, que hizo todo aquello que podía hacer y que efectivamente se trataba de un paciente de alto riesgo y en condición crítica. Si lo considera necesario pida ayuda a su jefe directo, coordinador del servicio o asistencia legal de su Institución.

Capítulo 5

Traslado o remisión entre instituciones de salud y transporte asistencial medicalizado.

5.1 Introducción.

Este capítulo está dirigido al personal médico y de enfermería que debe afrontar el reto del traslado o remisión de un paciente de una institución de salud a otra de un nivel superior o con mejores capacidades técnicas y recursos humanos.

Todas las indicaciones y recomendaciones dadas en el capítulo anterior son perfectamente aplicables y válidas también en las remisiones. Por favor, léalo atentamente y siga las indicaciones que allí se dan. (no tendría sentido copiarlas aquí de nuevo).

5.2 Por qué remitir un paciente.

Un tercer escenario o circunstancia frecuente de la atención extra hospitalaria del paciente con accidente ofídico en nuestro país, es el traslado o remisión de un centro hospitalario pequeño a otro de mayor nivel de capacidad o complejidad.

Un escenario similar o equivalente puede ser el caso de las grandes empresas del sector industrial o de servicios, del sector minero, forestal o de hidrocarburos que cuentan con personal médico y de enfermería en sus campamentos y de un sitio adecuado como "centro médico" o "enfermería" para la atención inicial de pacientes, pero que no cuentan con la posibilidad de hospitalización y por protocolo deben remitir a todos aquellos pacientes con situaciones graves.

Usualmente el accidente ofídico ocurre en una zona rural (a veces en zonas muy apartadas y de difícil acceso) y el paciente llega en primer lugar a un Centro de Salud o a un hospital de primer nivel de una pequeña población, que no cuenta con los recursos para poder brindar una atención adecuada o para poder hacer frente a las muy posibles complicaciones.

Son muchas las razones por las cuales un paciente de accidente ofídico puede (y debe) ser remitido de una institución a otra; entre las principales razones tenemos:

- La carencia de sueros antiofídicos.
- La carencia o limitación de laboratorio clínico.
- La imposibilidad de hospitalizar al paciente.
- La falta de personal, medicamentos o recursos técnicos.
- La necesidad de una atención especializada no disponible.

Es lógico y razonable pensar que no tiene sentido retener un paciente que muy probablemente se complicará y al que no se le podrá prestar el tratamiento adecuado.

5.3 Múltiples remisiones.

En nuestro país ocurre que un paciente puede ser trasladado de un puesto de salud rural o de un hospital de primer nivel a una cabecera municipal con hospital de segundo nivel y posteriormente ser trasladado de nuevo a un hospital de tercer o cuarto nivel en una capital, incluso de otro departamento.

Algunas veces estos traslados son innecesarios y obedecen más a razones de tipo administrativo y jurisdiccional que a criterios médicos, y son una desafortunada realidad del frágil sistema de salud colombiano.

5.4 Criterios de remisión.

Existen sin embargo unos criterios de remisión que el médico deberá valorar en cada caso, dependiendo de los recursos humanos y técnicos de la institución en la que se encuentre; usualmente en nuestro medio, por accidente ofídico, se remiten (o deben remitirse) los siguientes casos:

- Paciente con antecedentes importantes de tipo respiratorio, cardiaco, renal, hepático o neurológico, en alto riesgo de complicarse y cuyo manejo no es posible realizarlo en la institución que lo recibe.

- Paciente que ingresa por accidente ofídico con muchas horas de evolución y presenta signos locales y sistémicos de accidente severo.

- Pacientes niños pequeños, ancianos con antecedentes, o mujeres en estado de embarazo con alta probabilidad de presentar complicaciones.

- Paciente que requiere valoración por cirugía, ortopedia, traumatología u otras especialidades no disponibles.

- Paciente con necesidad de soporte ventilatorio mecánico en UCI.

- Paciente que muy probablemente requerirá transfusión de sangre o el uso de hemoderivados.

- Paciente que por sus antecedentes o por su condición actual requiere o requerirá diálisis o manejo especializado en unidad renal.

- Paciente que para su diagnóstico requiere la toma de imágenes que no están disponibles (Rayos x, ecografía, tomografía, etc.).

5.5 La remisión.

Previamente a la remisión, el paciente ha recibido ya atención inicial, ha sido legalmente *"ingresado"* a la institución y al sistema nacional de salud, se han hecho ya un triage, una valoración y examen físico general y sus signos vitales se han estabilizado.

En muchos casos se han realizado ya pruebas básicas de laboratorio e incluso se ha pasado o se está pasando ya una dosis inicial de Sueros Antiofídicos.

Normalmente en Colombia las remisiones se gestionan a través de los Centros Reguladores de Urgencias y Emergencia (CRUE) o de quien haga sus veces en la respectiva Secretaria de Salud del territorio.

La remisión deberá estar debidamente autorizada e informada y nunca, por ningún motivo, se deberá trasladar a un paciente sin tener total claridad acerca de qué institución y quien lo va a recibir.

Idealmente la remisión deberá hacerse en una ambulancia tipo TAM (Transporte Asistencial Medicalizado) que cuente con la dotación de equipos, medicamentos e insumos necesarios para poder hacer frente a una emergencia. Esto es igualmente válido si el traslado se hace en una ambulancia aérea.

El paciente deberá ir siempre acompañado por un médico y por personal de enfermería capacitado. Preferiblemente deberá ir también un familiar o allegado del paciente, y esto será imprescindible en caso de que el paciente sea un menor de edad.

Toda la documentación relativa a la remisión deberá estar debidamente gestionada, y se deberán anexar la historia clínica completa y todos los resultados de exámenes clínicos que se hayan realizado.

Todas las indicaciones dadas en la sección anterior para los miembros de los Organismos de Socorro son perfectamente válidas también para el médico y el personal de enfermería que acompaña la remisión, y deberán tenerlas en cuenta haciendo las adaptaciones y ajustes necesarios; además deben tener presentes las siguientes recomendaciones:

5.6 Recomendaciones.

- Antes de partir revise y verifique muy bien que la ambulancia cuenta con la dotación necesaria de insumos y medicamentos, que todos los equipos funcionan correctamente y que el oxígeno se encuentra lleno. Revise cuidadosamente el formato de inventario.

- Verifique el funcionamiento del DEA y del Ventilador mecánico.

- Verifique y confirme una vez más la autorización de Remisión, el nombre y dirección de la Institución que recibirá al paciente y el nombre y teléfono del médico responsable de recibirlo.

- El paciente deberá estar canalizado y monitorizado en todo momento. En la historia clínica se deberán consignar todos los datos del monitoreo de signos vitales, así como cualquier situación que se presente y todo procedimiento que se realice.

- Es importante además llevar un control estricto de diuresis y tener claridad acerca de la cantidad de líquidos administrados y líquidos eliminados, recuerde que la oliguria y la anuria son signos de muy mal pronóstico en accidente ofídico.

- Si durante el traslado al paciente se le están pasando por vía IV sueros antiofídicos, deberá prestarse cuidadosa atención a los signos vitales, de manera especial a la tensión arterial y frecuencia cardiaca, y estar muy atento por si se presenta cualquier signo de reacción adversa, que deberá ser tratada de forma inmediata.

- Tenga presente que durante el transporte pueden presentarse algunas situaciones críticas. Tal como se mencionó ya en el capítulo anterior, el paciente podría descompensarse seriamente, perder la conciencia e incluso entrar en falla respiratoria y cardiaca. Todos los equipos, insumos y medicamentos necesarios para poder darle soporte vital e incluso reanimación cardio-pulmonar deberán estar disponibles.

- Si el paciente a trasladar es una mujer en estado de embarazo, tenga en cuenta la información que exponemos en el capítulo 2, numeral 2.6 página 48, así como las recomendaciones que damos en el capítulo 4, numeral 4.4, página 73.

- Si el paciente llegara a fallecer durante el traslado, tenga en cuenta las recomendaciones que damos en el capítulo anterior, en la página 78, numeral 4.5.

- Al llegar a la institución de destino el médico deberá hacer la entrega del paciente y dar un informe detallado del diagnóstico, de las novedades presentadas durante el transporte y de los procedimientos realizados. Deberá entregar toda la documentación respectiva para oficializar y legalizar la remisión.

- Recuerde finalmente que el accidente ofídico es una de las patologías de reporte obligatorio al sistema nacional de información y vigilancia epidemiológica, no olvide llenar y entregar la ficha o formato correspondiente.

Una vez entregado el paciente en el servicio de urgencias del hospital receptor, empezará entonces el tratamiento médico propiamente dicho del accidente ofídico, que se hará de forma intra hospitalaria.

Capítulo 6

Prevención de accidentes causados por

Animales venenosos.

6.1 Introducción.

Muchas veces los accidentes causados por animales venenosos son prevenibles. Muchos de estos accidentes son causados por la imprudencia e imprevisión de las personas.

Son animales venenosos y deben considerarse de cuidado: las arañas y escorpiones (alacranes), las abejas y avispas, las orugas y otros gusanos, los ciempiés (escolopendras), algunas especies de hormigas, las rayas de rio, algunas especies de ranas y algunas especies de serpientes entre muchos otros.

6.2. Normas básicas de prevención.

Algunas normas elementales de prevención son:

- El conocimiento. Esta es la mejor defensa. Infórmese, investigue, estudie, conozca e identifique claramente cuáles son las especies de animales venenosos que habitan en su región o en la región en la que se va a realizar alguna excursión o algún trabajo.

- En zonas alejadas o de exploración, procure conocer o informarse previamente acerca de las condiciones de la región que se va a visitar, infórmese acerca de las distancias, carreteras y caminos, centros poblados, presencia de autoridades y centros de atención médica, medios de transporte, etc. Disponga de un buen mapa. De la planeación previa depende el éxito de una excursión o un trabajo de campo.

- En zonas alejadas o de exploración, cuente siempre con un medio de comunicación disponible (teléfono celular, radio UHF, walkie-talkie, radioteléfono, avantel, teléfono satelital, etc.) y cuente con una adecuada reserva de baterías cargadas para el mismo.

- En zonas donde no hay ninguna señal disponible ni ningún medio de comunicación accesible, debe evaluarse cuidadosamente la conveniencia de realizar el trabajo o no.

- Se debe contar con un adecuado botiquín, racional y técnicamente equipado y con personal capacitado para prestar una atención pre-hospitalaria eficiente y verdaderamente útil. Al menos uno de los integrantes del grupo, cuadrilla, equipo o comisión de campo, debe contar con conocimientos amplios de primeros auxilios.

- Nunca juegue con un animal peligroso ni lo moleste. Los animales venenosos no son mascotas ni animales de compañía.

- Use siempre sus elementos de protección para el trabajo, tales como botas, polainas, guantes y ropa adecuada (pantalones largos de dril o jean gruesos, camisa de manga larga).

- Evite caminar de noche en el campo o el monte si no es absolutamente necesario.

- Evite caminar por entre la maleza o pastos muy altos, utilice siempre los caminos, andenes o vías peatonales. En zonas de maleza tupida utilice un palo largo a manera de bastón o bordón para ir "sondeando" el camino.

- No introduzca las manos en huecos naturales, debajo de troncos o piedras, o en lugares donde no pueda ver el interior.

- Si tiene que caminar en la noche utilice siempre botas y linterna.

- Si en la noche necesita levantarse o salir por cualquier motivo, utilice siempre calzado adecuado (botas) y linterna.

- Utilice siempre mosquitero o toldillo para dormir o descansar.

- Antes de acostarse, revise cuidadosamente la cama, la carpa o la hamaca, revise y sacuda las sábanas o cobertores.

- Revise cuidadosamente el baño o letrina antes de utilizarlo y haga un aseo frecuente de este.

- Realice un aseo frecuente de las todas las instalaciones (barrer, trapear, sacudir).

- Revise cuidadosamente escobas y trapeadoras.

- Revise detrás de muebles y cuadros.

- Si debe desplazarse por áreas con una alta presencia de arañas, escorpiones, abejas, avispas o ciempiés, ajuste y amarre con cinta adhesiva los puños de su camisa y las botas del pantalones.

- En áreas de poco uso tenga especial cuidado. Los lugares poco frecuentados como bodegas, depósitos, zarzos, guardillas, etc., son especialmente peligrosas.

- En áreas oscuras o de poca iluminación utilice una fuente de luz extra (linterna).

- Revise cuidadosamente la ropa antes de ponérsela.

- Evite siempre caminar descalzo.

- Revise y sacuda botas y zapatos antes de ponérselos.

- Revise gorras, sombreros y cascos, antes de utilizarlos.

- Utilice regularmente un insecticida en las áreas de mayor tráfico o importancia. Cambie con frecuencia la marca de insecticida.

- Se debe fumigar también el interior de los vehículos. Disponga adecuadamente de los envases de insecticida.

- Haga un adecuado manejo de basuras y aguas residuales de modo que no atraigan insectos ni roedores.

- Haga mantenimiento frecuente a las diversas estructuras y construcciones, y tape huecos y grietas en paredes y techos.

- Conserve en orden y aseo sus implementos de trabajo y de uso personal tales como equipajes, ropas, herramientas y equipos, evite que estos le brinden refugio a las arañas u otros animales.

- Realice siempre un adecuado manejo de las basuras y sobras de comida para evitar que atraigan insectos y roedores que puedan servir de alimento a los animales venenosos.

- Las zonas aledañas a las viviendas, campamentos o sitios de trabajo deben ser rozadas o desyerbadas con frecuencia, en un área mínima de 20 metros a la redonda.

- Tenga siempre a mano la linterna durante la noche. Antes de levantarse ilumine y revise los alrededores y bajo la cama o hamaca. Cuente siempre con una buena reserva de baterías o pilas.

- Evite toda acumulación de basuras, leña, escombros u otros materiales alrededor de las viviendas o sitios de trabajo.

- Nunca manipule ni juegue imprudentemente con un animal venenoso, esté vivo o muerto.

- Si encuentra un animal venenoso en los alrededores de su alojamiento o en su sitio de trabajo, dé aviso a quien corresponda y no intente atraparlo. En el caso de las empresas, habrá alguna autoridad competente (HSEQ, Seguridad, Medio ambiente, supervisor, Coordinación de Trabajo de Campo, etc.) a quien dar aviso; es mejor que no intente capturarlo si no se siente seguro o no sabe cómo hacerlo

- Si ha visto un animal de los que se han identificado como peligrosos en las inmediaciones, avise e informe a otros del posible peligro de su presencia.

- Recuerde que la picadura o la mordedura de un animal venenoso puede ser mortal y es siempre una verdadera urgencia médica; de la prontitud con que se inicie el tratamiento específico puede depender la vida del paciente.

¿Qué debo hacer si me encuentro con una serpiente en el campo?

Deténgase y permanezca quieto, no moleste ni "toree" al animal de ninguna manera, retroceda lentamente y no le arroje ningún objeto ni trate de matarla; seguramente la serpiente preferirá huir y retirarse rápidamente. Si la serpiente no se mueve, simplemente de un rodeo y continúe su camino.

Amigo explorador, naturalista, biólogo, zoólogo, arqueólogo, espeleólogo, botánico, documentalista, montañista, escalador, fotógrafo de vida silvestre, excursionista, silvicultor, agricultor o pescador, guardabosques, ornitólogo, guía de eco-turismo, trabajador del campo y profesional de cualquier área vinculada al campo, a la conservación o al manejo de recursos naturales:

Lea, investigue, aprenda sobre los riesgos biológicos y ambientales que puedan estar presentes en su área de trabajo o en la zona que planea visitar. Capacítese en primeros auxilios.

Créditos

Tabla 1. En la página 7. Accidente ofídico en Colombia. Años 2008 a 2019. Cifras Oficiales, tomadas del Boletín Epidemiológico del Instituto Nacional de Salud de Colombia. Link:
https://www.ins.gov.co/buscador-eventos/Paginas/Vista-Boletin-Epidemilogico.aspx

Tabla 2. En la página 8. Tiempo de consulta promedio. Horas después de ocurrido el accidente. Esta tabla forma parte de un amplio estudio realizado en los años 2012 a 2017 por el Centro de Investigación Ophidia. Se analizaron 1.200 historias clínicas de pacientes de accidente ofídico en diferentes regiones Colombia y se obtuvieron y se tabularon diversos datos sobre los más relevantes aspectos demográficos, socio-económicos, medio ambientales y médicos. Este estudio no ha sido publicado.

Figura 1. En la página 18. Esqueleto de serpiente. Tomado de:
https://galileoramos.files.wordpress.com/2016/05/vipera-ammodytes-2015-a-08-ret-peq-firmada.jpg?w=584

Figura 2. En página 19. Anatomía interna de una serpiente. Tomado de: https://deserpientes.net/wp-content/uploads/Anatom%C3%ADa.1.jpg

Figura 3. En la página 21. Dentición de tipo aglifo. Tomado de:
https://2.bp.blogspot.com/qtsOtmn2N9U/TaX350S0sRI/AAAAAAAAAAk/kElwqn7TIVE/s1600/Elaphe+taeniura+skull.jpg

Figura 4. En la página 22. Posición de los colmillos en la dentición opistoglifa. Tomado de: https://allyouneedisbiology.files.wordpress.com/2015/02/malpolon-bo.jpg

Figura 5. En la página 23. Dentición de tipo opistoglifo. Tomado de: https://1.bp.blogspot.com/-YRy1Rh5etJU/TaX77jf2f8I/AAAAAAAAAAs/MnTQ-g3wwCw/s1600/Dibujo.jpg

Figura 6. En la página 24. Glándulas de Duvernoy. Tomado de: https://docplayer.es/docs-images/50/26910356/images/14-0.jpg

Figura 7. En la página 25. Dentición de tipo proteroglifo. Tomado de: https://2.bp.blogspot.com/-NoBDzcQOvEs/T8VT4AHKCyI/AAAAAAAAAuA/RO0ew7_knp4/s1600/PROTER%25C3%2593GLIFAS.jpg

Figura 8. En la página 26. Características de la cabeza de una serpiente de coral. Tomado de: Otero, R. Manual de diagnóstico y tratamiento del accidente ofídico. Editorial Universidad de Antioquia 1994.

Figura 9. En la página 27. Dentición de tipo solenoglifo. Tomado de: https://allyouneedisbiology.files.wordpress.com/2015/01/the-power-of-poison-amnh-amnh-c-chesek1.jpg

Figura 10. En la página 28. Músculos y huesos del cráneo de una serpiente solenoglifa. Tomado de: Zoologia general. Usinger & Storer. Salvat. 1982.

Figura 11. En la página 29. Características de un Vipérido. Tomado de: https://multimedia20stg.blob.core.windows.net/especies/bothriechisschlegelii16847.jpg

Figura 12. En la página 30. Detalle de la cabeza de un Vipérido. Tomado de: https://coolcolorsanddesign.files.wordpress.com/2014/09/snakefang.jpg

Figura 13. En la página 34. Aparato inoculador de veneno. Tomado de: https://www.researchgate.net/profile/Luis_Esqueda/publication/283315803/figure/fig4/AS:669384561410057@1536605124513/Figura-402-Glandula-de-Veneno-en-Viperidae-Previamente-referido-por-Mackessy-1991-y.png

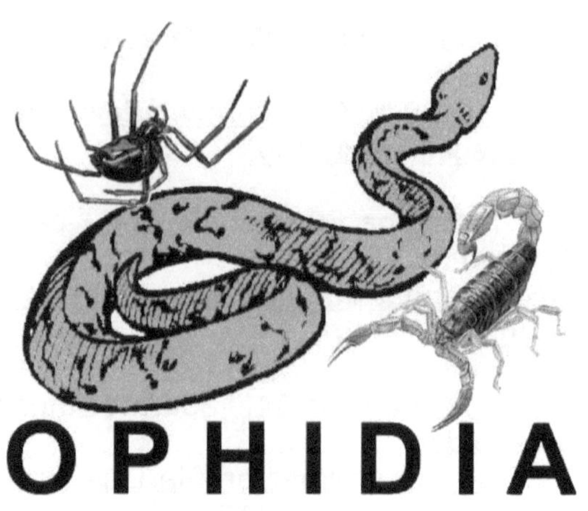

O P H I D I A

Asesoría especializada en Toxinología
y Riesgos Biológicos.

Héctor Charry Restrepo
Biólogo - Toxinólogo

Investigación, productos y servicios relacionados
con el manejo de los accidentes causados
por animales venenosos
y otros riesgos biológicos y ambientales.

Consultorías – Capacitaciones – Antídotos.

asophidia@gmail.com

www.ophidiacolombia.blogspot.com